Kshitij Manerikar
Gurjit Singh

Variações na junção safenofemoral e suas tributárias

Kshitij Manerikar
Gurjit Singh

Variações na junção safenofemoral e suas tributárias

ScienciaScripts

Imprint

Any brand names and product names mentioned in this book are subject to trademark, brand or patent protection and are trademarks or registered trademarks of their respective holders. The use of brand names, product names, common names, trade names, product descriptions etc. even without a particular marking in this work is in no way to be construed to mean that such names may be regarded as unrestricted in respect of trademark and brand protection legislation and could thus be used by anyone.

Cover image: www.ingimage.com

This book is a translation from the original published under ISBN 978-620-2-00500-5.

Publisher:
Sciencia Scripts
is a trademark of
Dodo Books Indian Ocean Ltd. and OmniScriptum S.R.L publishing group

120 High Road, East Finchley, London, N2 9ED, United Kingdom
Str. Armeneasca 28/1, office 1, Chisinau MD-2012, Republic of Moldova, Europe
Printed at: see last page
ISBN: 978-620-7-76761-8

Índice:

"VARIAÇÕES NA JUNÇÃO SAFENOFEMORAL E OS SEUS AFLUENTES".

Dr. KSHITIJ MANERIKAR
Dr. GURJIT SINGH

Reconhecimento

Os meus agradecimentos especiais e sinceros ao meu mentor, guia e ídolo, Dr. (Brig.) Gurjit Singh, pelo seu patrocínio e ajuda inestimável.

As palavras não são suficientes para exprimir o profundo sentimento de gratidão e reconhecimento que sinto em relação aos meus pais, Sr. Arun Manerikar e Sra. Sandhya Manerikar, cujas bênçãos e sacrifícios incontáveis estão por detrás de todo o sucesso que alcancei na minha vida. Expresso igualmente os meus agradecimentos à minha irmã, Sra. Prachi Manerikar, ao meu avô, DR. B. D. Pimparkar, ao meu tio e ídolo Dr. Pradip Bhave e ao Sr. Sudhir Pimparkar, cujo amor e apoio me acompanham constantemente.

Acima de tudo, estarei a faltar aos meus deveres se não agradecer a todos os meus doentes que participaram no estudo, sem os quais este estudo não teria sido possível.

Dr. Kshitij Manerikar

RESUMO

Introdução: As veias varicosas são veias subcutâneas dilatadas, tortuosas e palpáveis. É uma condição comum que causa morbidade substancial. A cirurgia é uma das modalidades mais comuns de tratamento. Um conhecimento completo das variações anatómicas na junção safenofemoral e das variações nas tributárias da veia safena magna é importante para tratar eficazmente estes doentes. Ajudará a reduzir as hipóteses de recorrências e complicações.

Objectivos e metas: Determinar a localização anatómica exacta da junção safenofemoral em doentes com varizes e em indivíduos saudáveis utilizando a ecografia duplex. Comparar os achados per-operatórios e de imagem duplex na localização da junção safenofemoral e a sua variação nas varizes primárias. Avaliar o número de tributários da junção safenofemoral e a sua variação de modo a planear a incisão e ligar todos os tributários de drenagem. Determinar os factores de risco associados às varizes primárias.

Materiais e métodos: Foi efectuado um estudo prospetivo não aleatório de 100 doentes, divididos em dois grupos, na Faculdade de Medicina Dr. D.Y. Patil, Hospital e Centro de Investigação, Pimpri, Pune, entre julho de 2014 e setembro de 2016. O exame dos pacientes foi efectuado de acordo com o proforma.

O diagnóstico foi estabelecido através do exame clínico e complementado com uma ecografia duplex venosa. Os doentes foram submetidos a uma operação de Trendelenberg, remoção da veia safena magna com flebectomia em gancho das perfurantes afectadas.

Resultados: Neste estudo foram estudados um total de 100 doentes, divididos em grupo "A" de doentes com varizes primárias e grupo "B" de indivíduos saudáveis, em que a mastigação de tabaco foi o fator de risco associado mais comum às varizes primárias, tendo sido observado em 46% dos doentes. Massa corporal

O índice de massa corporal (IMC) era inferior a 25 kg/m2 tanto nos doentes com varizes como nos indivíduos saudáveis. A localização da junção safenofemoral na imagem duplex foi, em média, de 2,24 +/- 0,55 cm inferior e 3,77 +/- 0,61 cm lateral ao tubérculo púbico nos doentes com doença varicosa, ao passo que, nos indivíduos saudáveis, foi de 2,43 +/- 0,44 cm inferior e 3,67 +/- 0,45 cm lateral ao tubérculo púbico. A diferença não foi significativa (P > 0,05) em ambos os grupos. Nos doentes com varizes submetidos à operação de Trendelenberg, a localização da junção safenofemoral foi, em média, 2,24 +/- 0,55 cm inferior e 3,77 +/- 0,61 cm lateral ao tubérculo púbico no Duplex e 2,35 +/- 0,42 cm inferior e 3,73 +/- 0,58 cm lateral no intra-operatório, ambos com um valor de P não significativo. O número de tributárias variou de duas a seis nos primeiros cinco centímetros da junção safenofemoral. Em 1 doente foram observadas duas e seis tributárias, enquanto que em 42% dos doentes foram observadas três tributárias. O ramo consistente mais frequente foi a veia epigástrica inferior superficial, observada em 98% dos doentes. O ramo menos frequente foi a veia safena acessória posterior, observada apenas em 2% dos doentes. A artéria pudenda externa superficial atravessava a junção safenofemoral anteriormente em 38% e posteriormente em 56%, não tendo sido identificada nos restantes 4% dos doentes. A veia safena magna bífida estava presente em 4% dos doentes, bem como em indivíduos saudáveis.

Conclusão: O nosso estudo mostrou uma diferença não significativa entre os achados duplex e intra-operatórios da localização da junção safenofemoral em relação ao tubérculo púbico. A localização da SFJ, em média 2,24 cm inferior e 3,77 cm lateral ao tubérculo púbico na imagem duplex pré-operatória, pode ser considerada como o centro da incisão planeada. É necessário procurar todas as tributárias para a ligadura, o que evitará a recorrência de varizes, uma vez que a variação no número e na localização das tributárias foi notável no nosso estudo. Entre os factores de risco modificáveis, o tabaco e o tabagismo devem ser completamente abandonados, o que pode reduzir as probabilidades de desenvolvimento de varizes e a sua recorrência.

INTRODUÇÃO

As varizes são veias dilatadas e tortuosas. Trata-se de uma doença extremamente comum que causa uma morbilidade substancial. A prevalência de varizes varia entre 5 % e 30 % na população adulta[1]. A palavra "varizes" deriva da palavra latina "varix", que significa torcido. Pensa-se que a adoção da posição erecta pelo homem influenciou grandemente o desenvolvimento das doenças venosas dos membros inferiores.

As veias varicosas podem ser diagnosticadas através de um exame clínico cuidadoso. A ecografia duplex do membro inferior é uma ferramenta fiável para confirmar a localização e a competência da junção safenofemoral.

A ligadura de descarga na junção safeno-femoral (SFJ) com a veia femoral depois de ligar e dividir as tributárias conhecidas e desconhecidas (procedimento de Trendelenburg) é o método mais comummente utilizado para tratar a incompetência safeno-femoral nas varizes primárias

Entre as várias variações anatómicas venosas nos membros inferiores, as variações mais importantes e significativas ocorrem na junção safenofemoral. A junção é identificada por uma marca de superfície comummente utilizada, que se situa geralmente 2,5 cm inferior e 4 cm lateral ao tubérculo púbico. Um conhecimento completo das variações anatómicas na junção safenofemoral e das variações nas tributárias da veia safena magna é importante durante a cirurgia, o que garantirá que a junção é gerida com segurança da forma menos agressiva e mais eficaz.

As variações na anatomia venosa na junção safenofemoral desempenham um papel importante, resultando na recorrência de varizes após a cirurgia. Uma incisão precisa sobre a junção safenofemoral, a sua ligadura e a dos seus tributários ajudará a reduzir a incidência de recorrência. Um estudo mostrou que as principais causas de recorrência de varizes foram a identificação do coto da VSM com tributárias não ligadas, uma JSF completamente intacta, a não identificação do sistema bífido e a presença de tributárias juncionais não ligadas [2].

O presente estudo foi realizado para localizar com precisão a junção safenofemoral em indivíduos saudáveis, bem como em doentes com varizes primárias. A precisão da ultrassonografia duplex pré-operatória e os achados intra-operatórios em pacientes com varizes primárias foram comparados e foram observadas variações nas tributárias na junção safenofemoral.

Capítulo 1
OBJECTIVOS E METAS:

1) Para determinar a localização anatómica exacta da junção safenofemoral e a sua variação anatómica, se for caso disso, utilizando imagens duplex venosas em :

a) Doentes com varizes primárias.

b) Indivíduos saudáveis.

2) Comparar os achados per-operatórios e os achados de imagem duplex venosa na localização da junção safenofemoral e sua variação em pacientes com varizes primárias submetidos ao procedimento de Trendelenburg.

3) Avaliar o número de tributárias da junção safenofemoral por cirurgia e sua variação.

4) Avaliar os factores de risco das varizes primárias.

Capítulo 2
REVISÃO DA LITERATURA
Introdução:

As veias dos membros inferiores são as mais propensas a doenças venosas e um dos problemas cirúrgicos mais frequentes na prática atual são as varizes. As varizes são veias dilatadas e tortuosas.

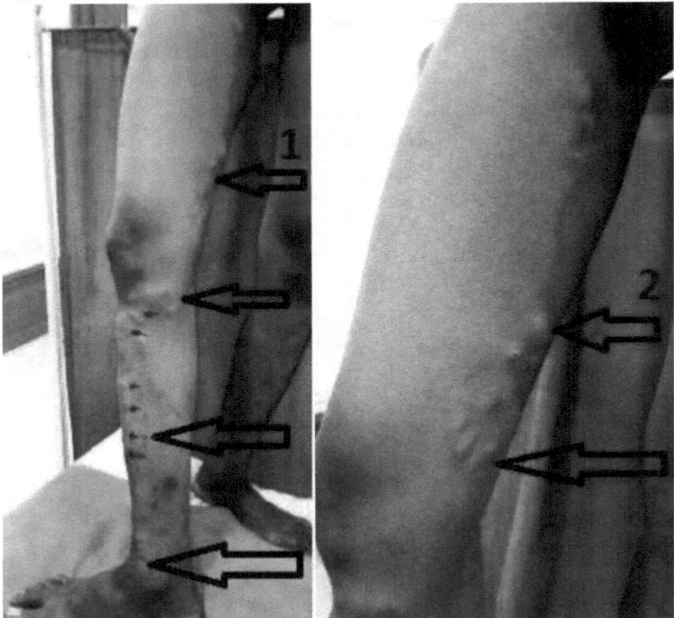

Figura 1 e 2

Lado direito Varicosidade ao longo de toda a veia safena magna
1, 2 : Varicosidade ao longo de toda a veia safena magna

As varizes são tão antigas como Hipócrates, que reconheceu pela primeira vez a correlação entre as varizes e a ulceração da perna[3]. O famoso cirurgião grego Paulus Aegineta foi o primeiro a reconhecer que a ligadura e remoção da veia safena magna (VSM) era importante na cirurgia das varizes[4].

As varizes são classificadas em dois grupos: Varizes primárias ou secundárias. As varizes primárias são causadas por uma anomalia intrínseca da parede venosa e as varizes secundárias estão principalmente associadas a factores adquiridos que podem causar estase e um estado de hipercoagulabilidade. A idade avançada, o aumento do índice de massa corporal (IMC), a gravidez, a imobilização prolongada, o consumo de tabaco e o trombo venoso profundo prévio resultam em estase.

A síntese anormal de colagénio causa fraqueza e expansão do anel valvular e, por sua vez, leva a uma má aposição dos folhetos valvulares e ao refluxo venoso, que é o principal mecanismo de insuficiência valvular nas varizes primárias[5].

Incidência e Prevalência:
A prevalência de varizes varia entre 5% e 30% na população adulta[1]. A incidência da doença é comum nas populações industrializadas e ocidentais. As estimativas da prevalência de varizes variam muito, de 2% a 56% nos homens e <1% a 73% nas mulheres[6].

Etiologia e factores de risco:
A etiologia exacta das varizes ainda não é clara, mas nos últimos anos tem havido uma melhor compreensão da patogénese. Os factores de risco mais importantes para as varizes incluem o sexo feminino, a idade avançada, uma história familiar positiva, a obesidade, um elevado número de gravidezes (mais de duas), antecedentes de flebite e uma atividade profissional que implique estar de pé durante muito tempo[7]. Outros factores comportamentais, nomeadamente o tabagismo, a tosse crónica, a obstipação, uma dieta persistente pobre em fibras e a inatividade física, também foram sugeridos como factores etiológicos adicionais.

Sexo:
A literatura não mostra qualquer consistência quanto às diferenças de género na prevalência de varizes. Vários estudos mostraram que as varizes parecem ser mais prevalentes nas mulheres.[8] Outros estudos não mostraram diferenças de género na prevalência de varizes.[9]

Idade:
De acordo com a literatura, o aumento da prevalência com a idade resulta do aumento da pressão sobre as veias superficiais devido ao enfraquecimento dos músculos da barriga da perna, juntamente com a deterioração gradual das paredes dos vasos ao longo do tempo[6]. Brand et al (1988) verificaram que a prevalência de varizes em pessoas com menos de 30 anos era inferior a 1% e 10% em homens e mulheres, respetivamente[10], tendo aumentado substancialmente após os 70 anos de idade, em 57% e 77%, em homens e mulheres, respetivamente.

História da família:
Cornu-Thenard et al referiram que o risco de desenvolver varizes era de 90% se ambos os pais sofressem desta doença, 25% para os homens e 62% para as mulheres com um progenitor afetado e 20% quando nenhum dos progenitores era afetado[11]. A literatura carece de informações sobre genes específicos associados à doença, caso existam. Num estudo com mulheres japonesas, 42% dos indivíduos com varizes referiram uma história familiar positiva, em comparação com apenas 14% das mulheres sem doença. Num estudo finlandês de homens e mulheres entre os 40 e os 60 anos de idade com varizes, o rácio de probabilidade associado a uma história familiar positiva auto-relatada foi de 4,9[12]. Existe um componente hereditário nas varizes, mas o efeito é, muito provavelmente, muito menor do que o relatado na literatura.

Índice de Massa Corporal (IMC):
Callam, no seu estudo, concluiu que a obesidade pode ser um fator de risco positivo menor que afecta mais fortemente as mulheres do que os homens[13]. Iannuzzi et al mostraram que a doença tem mais prevalência nas mulheres com

um índice de massa corporal (IMC) superior a 30 kg/m2[14]. De acordo com este estudo, a deposição subcutânea de tecido adiposo e fibroso perturba a rede venosa cutânea, prejudica a drenagem e promove a estase, conduzindo a veias varicosas[15]. O aumento da pressão intra-abdominal nos obesos, que resulta na diminuição do fluxo sanguíneo nas veias pélvicas e, por conseguinte, no aumento das pressões venosas nos membros inferiores, é a principal razão para o desenvolvimento da doença[16]. [16]

A gravidez:

A gravidez está associada a uma série de alterações fisiológicas que provavelmente contribuem para o desenvolvimento de distensão venosa e, potencialmente, de veias varicosas. O aumento significativo do volume sanguíneo durante o início da gravidez aumenta a tensão sobre a capacitância venosa, o que pode levar à dilatação venosa. À medida que a gravidez avança, verifica-se um aumento da pressão intra-abdominal e da impedância do retorno venoso central devido ao crescimento fetal e ao aumento de peso. Este facto pode também contribuir para o aumento da prevalência de varizes na gravidez. No entanto, tem-se observado que as varizes se desenvolvem frequentemente na gravidez antes de qualquer aumento significativo do tamanho do útero[6].

Outros factores de risco:

Existem outros factores de risco associados às veias varicosas, embora a sua evidência seja, na melhor das hipóteses, ténue. Estes factores incluem profissões sedentárias e profissões associadas a estar de pé durante muito tempo[17].

As dietas pobres em fibras causam obstipação, esforço nas fezes e pressão venosa elevada.[18] O estudo das veias de Edimburgo concluiu que uma menor ingestão de fibras, um maior tempo de trânsito intestinal e esforço nas fezes estavam associados a um maior risco de varizes no tronco, mas apenas nos homens.[16] O tabagismo, o tabaco e a imobilização prolongada são alguns dos outros factores de risco que têm sido associados ao desenvolvimento de varizes.[18]

Sintomas clínicos:

A apresentação clínica das varizes varia consoante os doentes. Os doentes podem ser assintomáticos, à exceção do aparecimento das varizes, mas, em geral, os doentes dividem-se em 2 grupos no que diz respeito à apresentação clínica: os que não têm complicações e os que têm complicações.

Os achados habituais em doentes com varizes incluem veias dilatadas e tortuosas, telangiectasias e varicosidades reticulares finas.[19] Os doentes com varizes podem queixar-se de peso, dor, cansaço nas extremidades e dor em queimadura.[20]

No caso de uma forma mais grave da doença com complicações, podem também ser observados sinais como tromboflebite, hiperpigmentação, lipodermatosclerose, ulceração e hemorragia de veias atenuadas[19].

Classificação das varizes:

A classificação CEAP (Clinical-aEtiology-Anatomy-Pathophysiology) foi desenvolvida em 1994[21] e foi incorporada nas normas de notificação de doenças venosas em 1995. O objetivo era obter um diagnóstico correto e uniformidade nos relatórios de tratamento das doenças venosas.

A classificação de C4 foi aperfeiçoada em 2004 para incluir a divisão de C4 em 2 subclasses para refletir a gravidade da doença e o risco de desenvolvimento de úlceras. Cada membro é ainda caracterizado como assintomático (A) ou sintomático (S). A introdução de um descritor "n" para a classificação E, A e P, em que não é identificada qualquer anomalia venosa[22].

A disfunção venosa pode ser congénita (c), primária (p) ou secundária. As doenças congénitas estão presentes à nascença, mas podem só ser diagnosticadas mais tarde. A disfunção venosa primária é de causa desconhecida (não congénita), enquanto a disfunção secundária resulta de uma doença adquirida, como a trombose venosa profunda. Podem estar envolvidos múltiplos sistemas venosos, em qualquer combinação[22].

Classificação clínica (C0-6)

C0 Sem sinais visíveis ou palpáveis de doença venosa

C1 Telangiectasias ou veias reticulares

C2 Varizes

C3 Edema sem alterações cutâneas

C4 Alterações da pele e do tecido subcutâneo atribuídas à doença venosa

C4a Pigmentação ou eczema

C4b Lipodermatosclerose ou atrofia branca

C5 Alterações cutâneas como acima, com ulceração cicatrizada

C6 Alterações cutâneas como acima, com ulceração ativa

Classificação etiológica

Ec Congénita

Ep Primário

Es Secundário

En Nenhuma causa venosa identificada

Classificação anatómica

Como Veias superficiais

Ap Veias perfurantes

Anúncio Veias profundas

Uma localização venosa não identificada

Classificação fisiopatológica

Pr Refluxo

Obstrução de Po

Pr,o Refluxo e obstrução

Pn Não foi identificada qualquer fisiopatologia venosa

Avaliação e investigações:

A avaliação dos doentes com varizes tem por objetivo determinar se os sintomas se devem a uma doença venosa, detetar eventuais complicações e detetar outras patologias significativas.

A história tenta elucidar sobre TVP prévia, fracturas da perna, cirurgia venosa prévia e história familiar de varizes. O exame físico inclui normalmente o exame abdominal para detetar eventuais cicatrizes, colaterais dilatadas e qualquer causa abdomino-pélvica das varizes.

O exame dos membros é efectuado com o doente em posição erecta e em posição supina. O objetivo é determinar a distribuição das varizes, em particular, se têm origem na GSV ou na SSV. O exame também inclui um registo de quaisquer complicações, tais como alterações cutâneas como eczema, lipodermatosclerose e ulceração.

A realização de testes clínicos como o torniquete (Perthes e Trendelenburg), a torneira de Schwartz, o teste de Fegan para perfurantes e os testes de tosse de Morissey para definir a incompetência da SFJ e/ou SPJ, o nível de perfurantes incompetentes e a fonte de refluxo, são uma investigação pré-doppler ideal para comparar com o diagnóstico clínico.

Após a avaliação clínica das varizes, a ecografia **duplex** do membro inferior é a ferramenta mais útil para avaliar a localização e a funcionalidade da junção safenofemoral, da junção safenopoplítea e das perfurantes. A anatomia das principais veias superficiais e perfurantes dos membros inferiores é definida por este exame, o que ajuda a realizar uma cirurgia precisa e adequada.

Anatomia do sistema venoso dos membros inferiores:

A anatomia venosa é mais variável do que o sistema arterial, uma vez que apresenta variações anatómicas mais frequentes do que o posterior[23].

A anatomia do sistema venoso é a base da flebologia clínica e é extremamente importante para a correcta avaliação e tratamento das doenças venosas. A nomenclatura anatómica oficial anteriormente aceite, Terminologia Anatomica [24], serviu os clínicos envolvidos na investigação e tratamento das doenças venosas durante muitos anos. Mas a deficiência na nomenclatura das veias dos membros inferiores tornou-se óbvia à medida que se acumulavam conhecimentos sobre a sua fisiologia e fisiopatologia. Isto levou à revisão e extensão da Terminologia Anatomica no que respeita às veias dos membros inferiores e ao desenvolvimento de um Consenso Internacional Interdisciplinar[25].

Este consenso oferece uma terminologia anatómica venosa internacionalmente aceitável e evita qualquer confusão para os clínicos. Neste documento de consenso, os nomes de algumas veias foram alterados tendo em conta a prática anterior do Comité Internacional Federativo de Terminologia Anatómica (FICAT). Este consenso também deu nomes a veias anteriormente sem nome, relevantes para a sua anatomia e significado clínico. O consenso também alterou os nomes de algumas veias superficiais em relação aos da Terminologia Anatomica, tais como Grande Veia Safena (GSV) em vez de Longa Veia Safena (LSV) e Pequena Veia Safena em vez de Curta, externa ou menor veia safena [Fig. 3][25].

*Terminoloffia anatómica" *	*Proposta de terminologia*

	Veia safena magna
	Veias inguinais superficiais
	Veia pudenda externa
	Veia ilíaca circunflexa superficial
	Veia epigástrica superficial
	Veia dorsal superficial do clítoris ou do pénis
Veia safena magna ou longa	Veias labiais anteriores
Veia pudenda externa Veia circunflexa superficial Veia epigástrica superficial Veia dorsal superficial do clítoris ou do pénis	Veias escrotais anteriores
Veias labiais anteriores	Veia safena magna acessória anterior
Veias escrotais anteriores	Veia safena magna acessória posterior
Veia safena acessória	Veia safena magna acessória superficial
Veia safena mais pequena ou curta	Veia safena parva
Rede venosa dorsal do pé	Extensão craniana da veia safena magna
Arco venoso dorsal do pé	Veia safena magna acessória superficial
Veias metatarsianas dorsais	Veia circunflexa anterior da coxa
Rede venosa plantar	Veia circunflexa posterior da coxa
Arco venoso plantar	Veias interafins
Veias metatarsais plantares	Sistema venoso lateral
Veia marginal lateral Veia marginal medial	Rede venosa dorsal do pé
	Arco venoso dorsal do pé
	Veias metatarsianas superficiais (dorsais e plantares)
	Rede subcutânea venosa plantar
	Veias digitais superficiais (dorsais e plantares)
	Veia marginal lateral
	Veia marginal medial

Figura 3. Nomenclatura Revisada das Veias Superficiais[25].

O Comité Internacional Federativo de Terminologia Anatómica (FICAT) também alterou os nomes de algumas veias profundas em relação aos da Terminologia Anatómica (TA). O termo "Veia Femoral Comum" deve ser utilizado em vez de "Veia Femoral", uma vez que esta última tem origem na Veia Poplítea na margem superior da fossa poplítea e corre para o canal femoral, ao passo que a Veia Femoral Comum corre da confluência da Veia Femoral e da Veia Femoral Profunda para a Veia Ilíaca Externa[25].

O consenso também mencionou que o termo "Veia Femoral Superficial" não deve ser utilizado para a Veia Femoral, uma vez que se trata de uma veia profunda [Fig. 4] [26].

Terminologia anatómica *	*Proposta de terminologia*
Veia femoral	**Veia femoral comum Veia femoral**

Veia femoral profunda ou veia profunda da coxa Veia femoral circunflexa medial Veia femoral circunflexa lateral Veias perfurantes	Veia femoris profunda ou veia femoral profunda Veia femoral circunflexa medial Veia femoral circunflexa lateral Veias comunicantes femorais profundas; (veias acompanhantes de artérias perfurantes) Veia ciática

Veia poplítea
Veias surais
	Veia poplítea
	Veias surais
	   Veias do Soleal
	   Veias do gastrocnémio
	      Veias do gastrocnémio medial
	      Veias laterais do gastrocnémio Veia intracraniana

Veias geniculares Veias tibiais anteriores Veias tibiais posteriores Veias fibulares ou peroneais	Plexo venoso genicular Veias tibiais anteriores Veias tibiais posteriores Veias fibulares ou peroneais Veias plantares mediais Veias plantares laterais Arco venoso plantar profundo Veias metatarsais profundas (plantares e dorsais) Veias digitais profundas (plantares e dorsais) Veia pedonal

Figura 4. Nomenclatura revista das veias profundas[26].

As veias que perfuram a fáscia muscular para ligar as veias superficiais às veias profundas são designadas por veias perfurantes ou perfuradoras[27]. As veias comunicantes são as veias que se interligam com outras veias ou com o sistema venoso superficial ou profundo.

As perfurantes são numerosas e variam na sua disposição, ligação, tamanho e distribuição[28]. Desde há décadas que diferentes veias perfurantes têm sido associadas aos nomes das autoridades que as descreveram pela primeira vez. O Federative International Committee on Anatomical Terminology (FICAT) referiu que todas as perfurantes devem ser agrupadas e designadas com base na sua localização topográfica[25][Fig. 5][20] Por exemplo, a perfurante de Cockett deve ser designada como Perfurante Tibial Posterior, enquanto a perfurante de Dodd deve ser designada como Perfurantes do Canal Femoral[29].

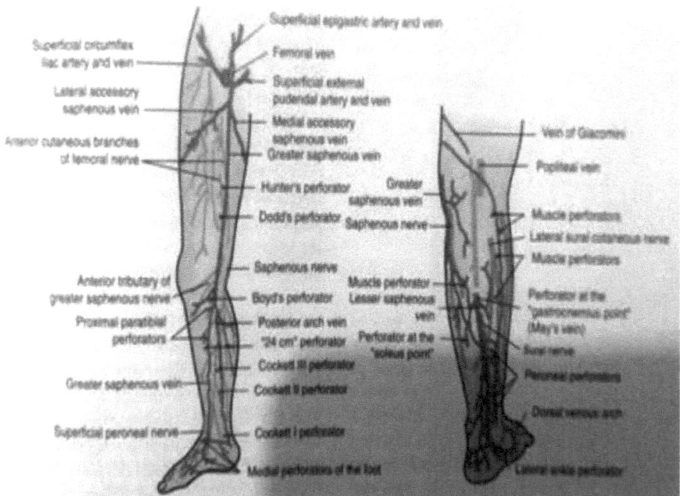

Figura 5. Diversos perfurantes do membro inferior[20].

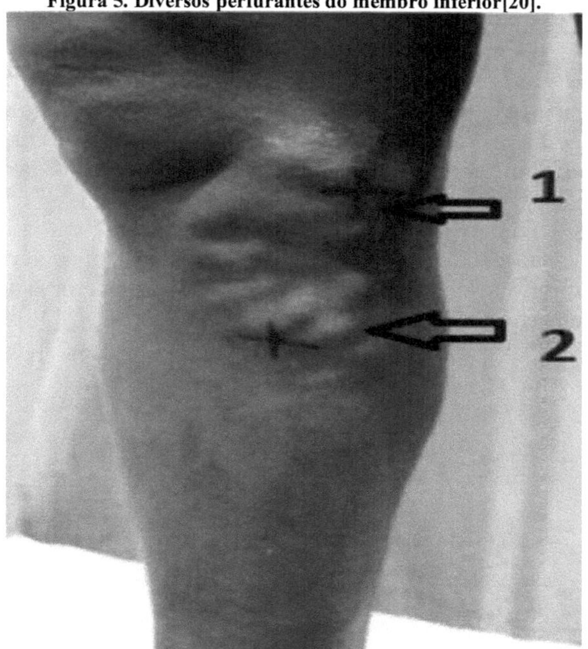

Figura 6. Perfurantes incompetentes da perna esquerda
1: incompetência da perfuradora lateral esquerda abaixo do joelho, 2: incompetência da perfuradora lateral esquerda da tíbia anterior

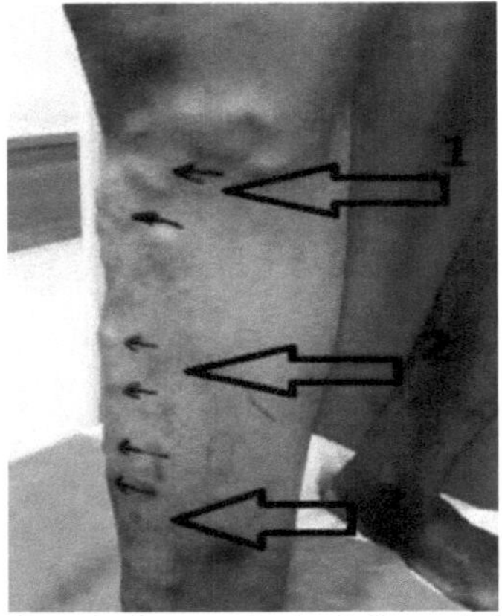

Figura 6. Perfurantes Incompetentes da Perna Inferior Direita

*1 : Incompetência da perfuradora lateral direita abaixo do joelho, 2:
Incompetência da perfuradora tibial anterior lateral direita
, 3: Incompetência da perfuradora lateral direita acima do tornozelo.*

A anatomia das veias dos membros inferiores é extremamente variável. As veias do membro inferior dividem-se em três sistemas: o superficial, o profundo e o sistema venoso perfurante. Estes estão localizados em dois compartimentos principais: o compartimento superficial e o compartimento profundo. O compartimento profundo é delimitado pela fáscia muscular e contém veias profundas, enquanto o compartimento superficial é delimitado superficialmente pela derme e profundamente pela fáscia muscular.

O compartimento safeno é delimitado superficialmente pela fáscia safena e profundamente pela fáscia muscular e contém a veia safena com o nervo safeno. A veia safena acessória situa-se externamente a este compartimento, junto à derme, ao compartimento superficial e ao compartimento profundo [Fig. 7] [30].

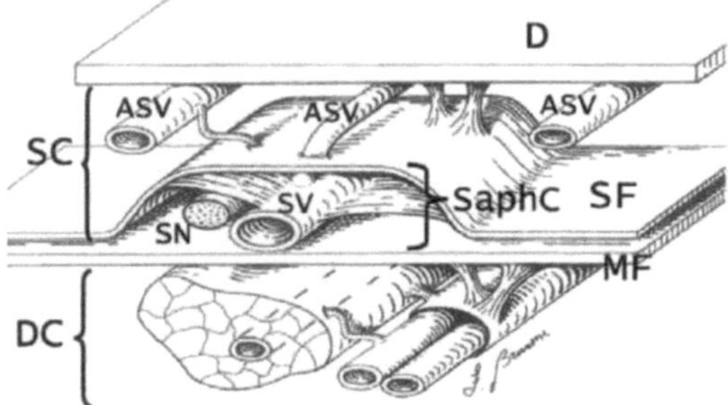

Figura 7. Compartimento da safena[30].

*SaphC: Compartimento da Safena, SF: Fáscia da Safena, SV: Veia Safena, SN:
Nervo da Safena
, ASV: Veia Safena Acessória, D: Derme, SC: Compartimento Superficial, DC: Compartimento
Profundo
, MF: Fáscia Muscular.*

Anatomia no território da veia safena magna:

A veia safena magna (VSM), também conhecida como veia safena magna, é a veia
mais longa do corpo[31][32] e inicia o seu trajeto anteriormente ao maléolo medial e
passa para cima ao longo do bordo tibial da barriga da perna medial para atravessar o
joelho e depois ao longo da coxa medial até à JSF. A VSM tem uma válvula terminal
constante 1-2 mm distal à JSF, que é normalmente facilmente identificada na
ecografia duplex[30]. Existe frequentemente outra válvula pré-terminal mais 2 cm
distal à JSF.

As tributárias mais importantes juntam-se à VSM entre essas duas válvulas, e essas
veias são geralmente constantes e facilmente identificadas por ultrassom. Essas
tributárias são proximais ou distais à confluência da veia femoral e da VSM na JSF.
As veias proximais drenam o sangue venoso da parede abdominal e das áreas
pudendas. Estas são as veias epigástrica inferior superficial, ilíaca circunflexa
superficial e pudenda externa superficial, que podem ser únicas ou múltiplas.

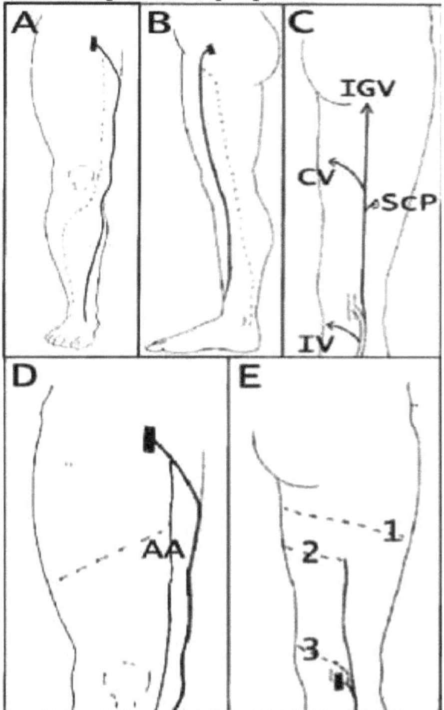

Figura 8.Curso de vários afluentes do SFJ[25].

*A: Curso da veia safena acessória anterior (linha pontilhada), B:
veia safena acessória posterior
(linha pontilhada), C: Extensão craniana da veia safena parva (linha escura), D:
veia circunflexa anterior da coxa (linha pontilhada), SCP: perfurante ciática, E:
veia circunflexa posterior da coxa (linha pontilhada), IGV: veia glútea inferior, CV: Veia Circunflexa
Posterior da Coxa ,1: Plexo Venoso Lateral, 2: Veia Safena Pequena.*

As veias de fusão distais na SFJ são frequentemente relativamente grandes e são tipicamente a veia safena acessória anterior lateral (AASV), que é um segmento venoso ascendente paralelo à GSV na coxa e localizado anteriormente. A veia safena acessória posterior medial (VSPA), que é um segmento venoso ascendente paralelo à VSM e localizado posteriormente [Fig. 8] [25].

Uma extensão cranial da veia safena curta ou extensão da veia safena curta na coxa que comunica com a veia safena magna através da veia circunflexa posterior da coxa é designada por veia de Giacomini. Na maioria dos casos, existe um gânglio linfático bastante constante no ângulo entre a GSV e a AASV.

SFJ - junção esfenofemoral:

A junção é identificada por uma marca de superfície comummente utilizada, que se situa geralmente 2,5 cm abaixo e 4 cm lateralmente ao tubérculo púbico. A veia safena termina na junção safena parva. A veia safena parva situa-se ao nível da prega cutânea da virilha e é coberta pela fáscia superficial que termina proximalmente no ligamento inguinal. Os termos "confluência das veias inguinais superficiais" (confluens venosus subinguinalis), também conhecida como "crosse" por muitos clínicos, ou Venenstern unter dem Leistenband dos anatomistas alemães, correspondem às veias da JFS[33].

Entre as variações do sistema venoso dos membros inferiores, a variação na junção safeno-poplítea é a mais importante, uma vez que a sua não exploração e a ligadura de todas as tributárias podem levar a recorrências de varizes. No entanto, de acordo com Nabatoff et al, a incidência da variação da junção safeno-poplítea é de apenas 0,02% e menos comum do que a variação da junção safeno-poplítea [34].

De acordo com a literatura, as tributárias da JSF variam de uma a dez[35]. As tributárias da JSF nos primeiros cinco centímetros estavam entre duas e sete e o número médio delas era de 3,78[36]. Neste estudo, foram observadas duas tributárias em 7,9%, três em 26,8%, quatro em 41,2%, cinco em 26,8% e seis em 4,8%. De acordo com um estudo, a frequência mais comum de afluentes foi de quatro [36], ao passo que um outro estudo mostrou que eram três afluentes[37].

Tavlasoglu et al, no seu estudo com 156 jovens adultos com idades compreendidas entre os 21 e os 25 anos, verificaram que o número médio de tributários que drenam para a JSF era de 4,9 +/1,6, o que incluía um mínimo de 1 e um máximo de 8 tributários[38].

As principais tributárias são a veia ilíaca circunflexa superficial, a veia epigástrica superficial, a veia pudendal externa superficial, a veia safena acessória anterior, a veia safena acessória posterior, o sistema venoso lateral, a veia circunflexa anterior da coxa, a veia circunflexa posterior da coxa e a veia inter-esfénica [Fig. 9] [36].

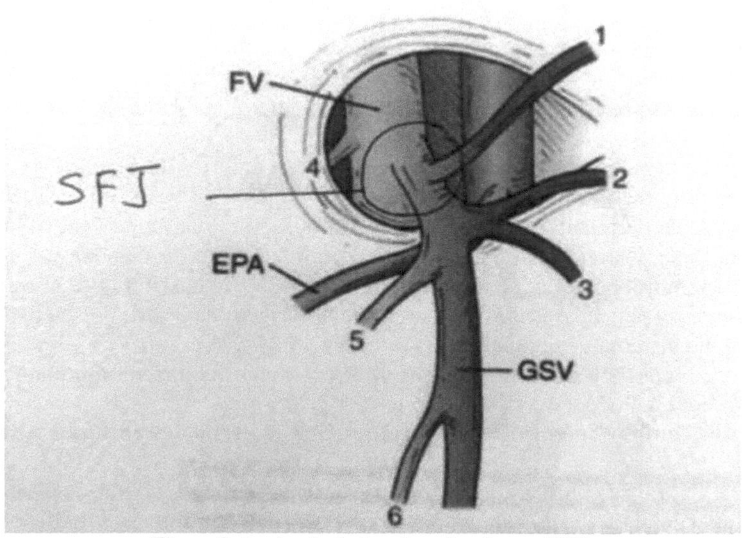

Figura 9. Anatomia da junção safenofemoral[36].
SFJ; junção safenofemoral, FV; veia femoral, EPA; artéria pudenda externa, GSV;
veia safena magna .1; veia epigástrica inferior superficial, 2; veia ilíaca circunflexa superficial,3;
Veia Anterolateral Superficial da Coxa, 4; Veia Pudendal Externa,5; Veia Pudendal Externa Superficial
, 6; Veia de Giacomini (Veia Posteromedial Superficial da Coxa).

A literatura mostra que a tributária mais comum na SFJ é a veia Pudendal Externa Superficial (96,4%) e o ramo menos frequente é a veia Posteromedial Superficial da coxa (veia de Giacomini). [36]

O conhecimento da localização anatómica da Artéria Pudenda Externa Superficial (SEPA), a sua origem e trajeto é muito importante durante a exploração da SFJ e a ligação dos seus vários ramos. O cirurgião pode confundir-se na identificação da SEPA, uma vez que esta se encontra perto da artéria femoral e da veia femoral e pode danificar a SEPA, levando a hemorragias significativas durante a exploração[36].

De acordo com Patil et al. existe apenas um estudo na literatura que descreve a anatomia da SEPA, no entanto, nenhum dos trabalhos disponíveis descreve a sua origem e trajeto[39] . Nas suas 12 dissecções em cadáveres, observaram que o SEPA tem sempre origem na face medial da artéria femoral ao nível da SFJ. La Falce et.al. menciona que a SEPA estava presente em todos os seus 46 doentes e que tinha origem na artéria femoral profunda em 1 caso, enquanto que em 93% dos casos tinha origem na artéria femoral[40]. [40] Outro estudo não encontrou SEPA em todos os seus doentes[41].

A duplicação do SEPA foi observada em 46% dos casos num estudo em que a divisão produziu um SEPA Superior e um SEPA Inferior[40]. Houve um estudo que encontrou Pudendais Triplos, mas tais cenários são excepcionais[41].

A identificação da SEPA e da sua divisão na exploração da SFJ é muito importante, uma vez que a sua danificação pode levar a hemorragias significativas, bem como a complicações raras como a impotência[41]. A SEPA desempenha um papel hemodinâmico significativo na vascularização dos órgãos erécteis.

Tributários venosos:

Sistema venoso lateral: O sistema venoso lateral (sistema venosa lateralis membri inferioris ou sistema de Albanese) encontra-se na parte lateral da coxa e da perna e pode representar o remanescente da veia marginal lateral embrionária (vena marginalis lateralis).

Veia circunflexa anterior da coxa: A veia circunflexa anterior da coxa (veia circunflexa femoral anterior) é uma tributária da VSM ou da VAAA que ascende obliquamente na parte anterior da coxa. Pode originar-se do sistema venoso lateral.

Veia circunflexa posterior da coxa: A veia circunflexa posterior da coxa (veia circunflexa femoral posterior) é uma tributária da VSM ou da VPS que ascende obliquamente na parte posterior da coxa. Pode ter origem na VSM, na sua extensão na coxa ou no sistema venoso lateral.

Veias intersafenosas: Uma ou mais veias inter-esfénicas percorrem obliquamente a perna para ligar a VSM e a VSM.

Relação dos compartimentos fasciais com a GSV e variações anatómicas na coxa:

Na coxa, a VSM está contida no seu "olho de safena"[42]. Os tributários perfuram a camada superficial da fáscia para alcançar a VSM. Imagem ultra-sonográfica transversal do território da VSM na coxa com base no sinal do "olho"[42] Pode ser difícil reconhecer a VSM e a sua fáscia formando o "olho de safena" perto do joelho usando ultrassom, e a VSM pode ser confundida com um número de tributárias subcutâneas e veias perfurantes confinadas dentro de um pequeno espaço nessa região. A VSM pode ser identificada em imagens transversais de ultrassom pelo sinal do ângulo tíbio-gastrocnêmio entre o terço distal da coxa e o terço proximal da panturrilha. Este sinal ecográfico foi descrito em indivíduos com e sem varizes. [Fig. 10][43]

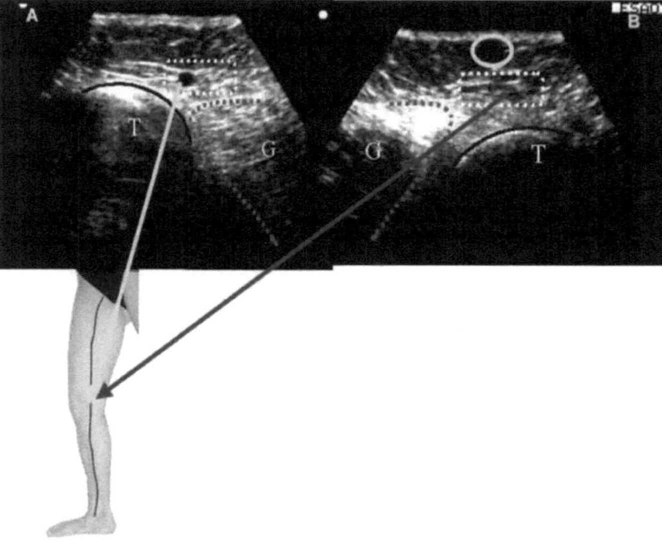

A incidência de VSM bífida chega a 24%, segundo Mansberger et al.[44] Outros estudos mostram 18,1% [35] e 5,7% [38] de incidência da mesma, respetivamente. A sua não identificação pode levar à impossibilidade de remover a VSM da coxa, causando a recorrência de varizes.

Modalidades de tratamento das varizes:

O tratamento ótimo das veias varicosas exige uma identificação precisa da origem da insuficiência venosa. Nem todos os doentes necessitam de tratamento cirúrgico, uma vez que alguns doentes com varizes não complicadas apenas necessitam de tranquilização e explicação sobre a doença.

Quando se decide tratar um doente, o tratamento mais adequado para cada doente tem de ser feito à medida e será diferente. Esta decisão baseia-se nos sintomas do doente, no padrão e na extensão do refluxo/obstrução, na presença de comorbilidades/aptidão física do doente e na disponibilidade de modalidades de tratamento.

As modalidades conservadoras incluem meias de compressão, meias que podem aliviar os sintomas, melhorar a hemodinâmica venosa e prevenir a deterioração das alterações cutâneas associadas à hipertensão venosa[20].

A escleroterapia consiste na injeção de um esclerosante numa veia. A escleroterapia actua provocando uma tromboflebite química, uma oclusão e, eventualmente, uma fibrose. São utilizadas três categorias de esclerosantes: soluções detergentes (tetradecil sulfato de sódio [STD] e polidocanol), soluções osmóticas (por exemplo, solução salina hipertónica) e agentes químicos irritantes/corrosivos (por exemplo, glicerina). A escleroterapia é mais eficaz do que a terapia conservadora ou a compressão isolada na redução da dor e na melhoria da cosmética, mas não no que diz respeito ao peso, ao prurido e ao inchaço[45].

As terapias endovasculares envolvem a ablação endovenosa por laser (EVLA) e a ablação por radiofrequência. A ablação venosa é realizada através de diferentes tecnologias, mas o princípio e o mecanismo de ação são semelhantes, na medida em que é provocado um dano térmico na parede da veia, com a subsequente esclerose e desaparecimento da veia, à medida que ocorre a cicatrização e a reabsorção. Uma das principais vantagens da EVLA é o facto de ser realizada sob anestesia local, em regime de ambulatório. O mecanismo exato pelo qual a EVLA causa danos na parede da veia ainda não é claro.

O procedimento de **ablação por radiofrequência (RFA)** é semelhante ao EVLA, no que diz respeito à introdução de um cateter guiado por ultra-sons na veia varicosa, à utilização de anestesia tumescente e à retirada do cateter durante o tratamento. [2]No entanto, a RFA utiliza uma modalidade diferente para a aplicação térmica endovenosa, em que a sonda com uma área de 7 cm é introduzida na veia afetada[42].

A cirurgia das varizes remonta a mais de um século, quando Babcock descreveu um "novo procedimento para a extirpação das varizes da perna". Desde então, a cirurgia é considerada o método de excelência para o tratamento das varizes.

A recomendação cirúrgica baseada em evidências é que os doentes sejam submetidos a uma ligação alta (ligadura da junção safeno-femoral), com desnudamento da GSV e flebectomias em gancho (avulsões múltiplas) ou ligaduras subfasciais de varicosidades tributárias[46].

As elevadas taxas de recorrência de varizes após a cirurgia são um dos maiores dilemas na prática atual. Uma das principais razões para este facto é a inadequação da cirurgia primária de varizes devido à não apreciação das variações anatómicas na junção safenofemoral.

De acordo com uma publicação de Bridget Egan et al , a análise per-operatória da anatomia da JSF e do seu estudo prévio associado por ultrassonografia duplex em pacientes com varizes recorrentes mostrou principalmente que a razão para a recorrência foi a identificação de um coto de GSV com tributárias não ligadas em 37,6% dos casos, uma JSF intacta completa em 17,4%, a não identificação de um sistema bífido em 18,1% e a presença de tributárias juncionais não ligadas em 16,8%[2].

Existem diferenças de opinião relativamente à incisão colocada para a exploração da SFJ. Farquharson menciona uma incisão centrada 1 cm abaixo e 2 cm lateralmente ao tubérculo púbico [47], enquanto outro livro a menciona como uma incisão oblíqua de 6 cm na prega cutânea femoral, com a sua extremidade lateral sobre o pulso femoral [48]. De acordo com Bailey e Love, é efectuada uma incisão oblíqua na virilha, começando sobre a artéria femoral e estendendo-se 4 cm medialmente para explorar a SFJ [49]. [49]

A exploração precisa e a ligadura de todos esses ramos na JSF são questões mais importantes do que a frequência dos ramos. É imperativo explorar os primeiros cinco centímetros da VSM com precisão para identificar todos os tributários da JSF para uma cirurgia adequada e um melhor resultado. Um conhecimento completo sobre a variação anatómica na SFJ e as variações nas tributárias da veia safena magna é importante para avaliar as condições clínicas associadas e assegurar que a junção é gerida com segurança da forma menos agressiva e mais eficaz, de modo a que a qualidade da cirurgia e os resultados sejam excelentes.

Capítulo 3
MATERIAIS E MÉTODOS

Tipo de estudo:
Estudo prospetivo não aleatório.
Período de estudo:
2 anos e 6 meses.
Tamanho da amostra:
Os sujeitos foram divididos em dois grupos:
Grupo A: Este grupo foi constituído por um mínimo de 50 casos consecutivos de varizes primárias do sistema safeno magno com incompetência da junção safenofemoral.
Grupo B: Este grupo era constituído por 50 indivíduos saudáveis.
Critérios de inclusão :
Grupo A: Todos os doentes com varizes primárias do membro inferior com incompetência da junção safenofemoral diagnosticada clinicamente e no estudo duplex venoso foram incluídos neste grupo.
Grupo B: Um grupo aleatório de, no mínimo, 50 indivíduos saudáveis.
Critérios de exclusão :
Idade inferior a 18 anos.
Mulheres grávidas.
Varizes secundárias.
Síndrome de Klippel - Trenaunay
Método de recolha de dados

- Foram registados a idade, o sexo, a altura, o peso e o índice de massa corporal (IMC).

- Todos os doentes do Grupo **A** foram avaliados através de um exame pormenorizado de ambos os membros inferiores, incluindo vários testes clínicos. Todos os doentes foram também avaliados pela classificação CEAP (Clínico-Etiológico-Anatómico-Patológico) normalizada, de acordo com o formulário em anexo.

- Todos os pacientes foram submetidos às seguintes investigações na admissão:
Hemograma completo.
Tempo de sangramento e tempo de coagulação.
E.S.R.
Níveis de açúcar no sangue.
Testes de função hepática.
Testes de função renal.
Radiografia do tórax.

1) Um ultra-sonografista experiente realizou um duplex a cores do sistema venoso dos membros inferiores em ambos os grupos, utilizando o sistema de ultra-sons Micromax com a sonda linear C60e/5-2 MHz (baixa frequência) e a sonda linear HFL38/13-6 MHz (alta frequência).
2) A JSF foi marcada com o Dermark Surgical Skin Marker no Grupo **A** e no Grupo **B,** em ambos os membros inferiores, utilizando o Duplex scan venoso.

3) Os doentes do grupo **A** foram submetidos à operação de Trendelenburg, à remoção da veia safena magna e à flebectomia em gancho das perfurantes afectadas.
4) A dissecção da JSF foi efectuada no Grupo **A** através de uma incisão oblíqua de 4 cm, 2 cm lateral e 1 cm inferior ao tubérculo púbico. A incisão foi realizada através do tecido subcutâneo e a veia safena magna foi identificada.
5) Foi identificada a junção safenofemoral.
   - Foi medida a localização exacta da junção safenofemoral a partir do tubérculo púbico.
   - O número e o nome dos afluentes foram anotados nos primeiros 5 cm a partir do SFJ.
   - Foi registada a presença ou ausência da artéria pudenda externa superficial na SFJ e a sua relação com a mesma.

Após a conclusão de cada dissecção da virilha, foi documentado um diagrama da anatomia da SFJ e o curso de todos os seus tributários.

Análise estatística:

As estatísticas descritivas foram calculadas através da medição da média, do desvio padrão e das proporções com um intervalo de confiança de 95%.

A estatística inferencial foi efectuada através da análise de variância (ANOVA) e do teste do qui-quadrado (para comparar proporções independentes).

O teste t pareado foi utilizado para comparar os dois métodos de identificação da distância entre a junta SFJ e o tubérculo púbico. O valor de p <0,05 foi considerado estatisticamente significativo.

A apresentação gráfica foi efectuada com recurso ao Microsoft Excel.

Capítulo 4
OBSERVAÇÕES E RESULTADOS

Foi estudado um total de 50 doentes com varizes no grupo "A" e 50 indivíduos saudáveis no grupo "B".

Quadro 1: Comparação da idade dos doentes do grupo "A" e dos indivíduos saudáveis do grupo "B":

Parâmetro	Grupo A (n=50)		Grupo B (n=50)		Valor Z	Valor P
	Média	SD	Média	SD		
Idade (anos)	44	15.1	45.2	13.9	0.42	>0.05

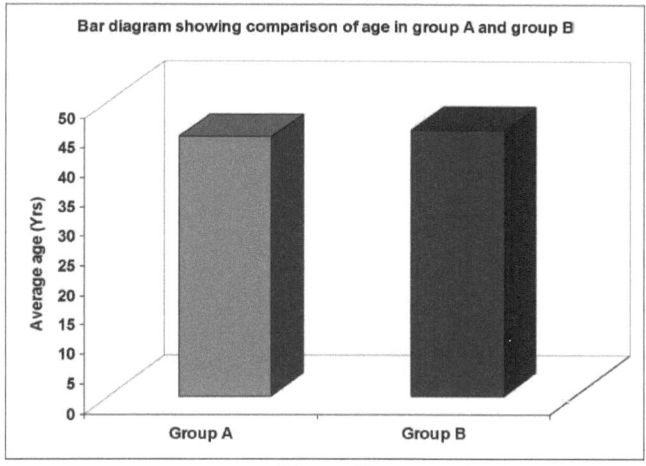

Figura: 11

Os doentes do grupo "A" e os indivíduos saudáveis do grupo "B" encontravam-se maioritariamente na 4th década de vida. Não se registaram diferenças significativas entre as idades dos dois grupos. O valor de p foi considerado não significativo [Tabela 1] [Figura 11].

Tabela 2: Distribuição etária dos doentes no Grupo "A":

Idade (anos)	Número de casos	Percentagem
>50	17	34
<50	33	66
Total	50	100

O grupo "A", constituído por 50 doentes, tinha 66% de doentes com menos de 50 anos de idade e os restantes 34% tinham mais de 50 anos de idade (média = 44, DP = 15,1) [Quadro 2]

Tabela 3: Comparação do género nos doentes do grupo "A" e nos indivíduos saudáveis do grupo "B":

Género	Grupo A	Grupo B	Total
Masculino	36	31	67
Feminino	14	19	33
Total	50	50	100

Qui-quadrado = 1,13, P>0,05

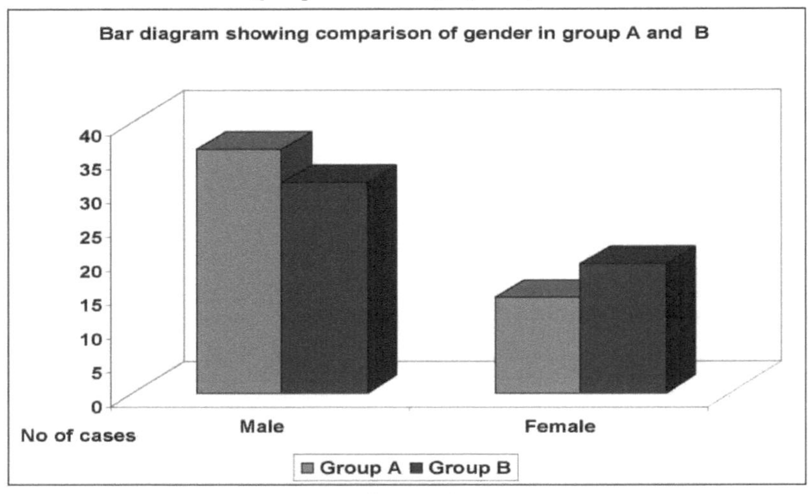

Figura: 12

No grupo "A" de doentes e no grupo "B" de indivíduos saudáveis, a maioria era do sexo masculino. O valor de p foi considerado não significativo [Tabela 3] [Figura 12].

Dos 50 doentes do grupo "A", 36 eram do sexo masculino e 14 do sexo feminino. [Tabela 1][Fig. 11] A idade média dos doentes era de 44 anos (variando entre 18 e 70 anos). [Tabela 3]

Tabela 4: Comparação do IMC nos doentes do grupo "A" e nos indivíduos saudáveis do grupo "B":

Parâmetro	Grupo A (n=50)		Grupo B (n=50)		Valor Z	Valor P
	Média	SD	Média	SD		
IMC	24.62	5.10	24.76	3.69	0.15	>0.05

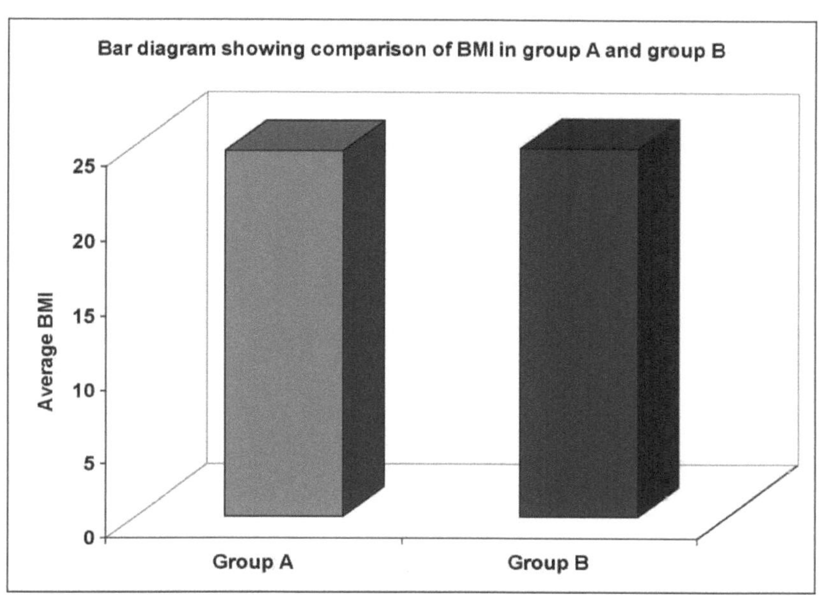

Figura: 13

O Índice de Massa Corporal (IMC) era inferior a 25 kg/m2 em ambos os grupos "A" e "B", o que é classificado como peso normal de acordo com a classificação da OMS. O valor de p foi considerado não significativo [Tabela 4] [Figura 13].

Quadro 5: Factores de risco no grupo "A":

Factores de risco	Número de casos (n=50)	Percentagem
Fumar	13	26
Tabaco	23	46
Permanecer de pé durante muito tempo	22	44
Passado H/O Varizes/Trombose Venosa Profunda	6	12
Cirurgia anterior de H/O para varizes	4	8
Veia		
Família H/O Varizes / Trombose venosa profunda	11	22
Número elevado de gravidezes (> 2)	13	26

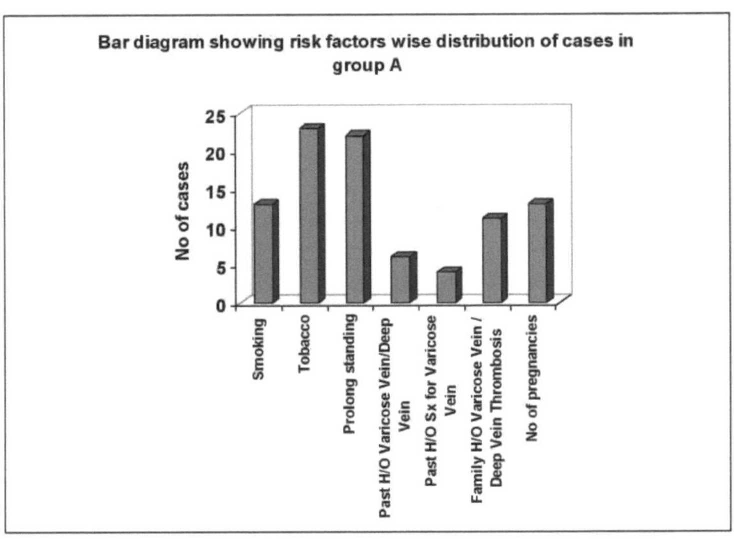

Figura: 14

A mastigação de tabaco foi o fator de risco associado mais comum, tendo sido observada em 46% dos doentes, seguida da posição de pé prolongada, que foi observada em 44% dos doentes. Não se verificou uma associação significativa entre a história anterior de varizes, uma vez que esta foi observada apenas em 8% dos doentes. [Tabela: 5] [Figura 14]

Tabela 6: Comparação da localização da junção safenofemoral por duplex em doentes do grupo "A" e indivíduos saudáveis do grupo "B":

Imagiologia duplex	Grupo A (n=50)		Grupo B (n=50)		Valor Z	Valor P
	Média (cms)	DP (cms)	Média (cms)	DP (cms)		
Distância entre o tubérculo púbico e a safenofemoral inferior	2.24	0.55	2.43	0.44	1.98	>0.05
Distância lateral entre o tubérculo púbico e a safenofemoral	3.77	0.61	3.67	0.450	0.86	>0.05

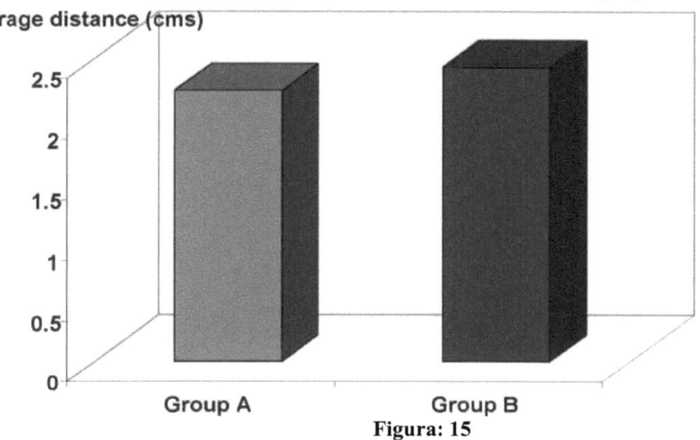

Figura: 15

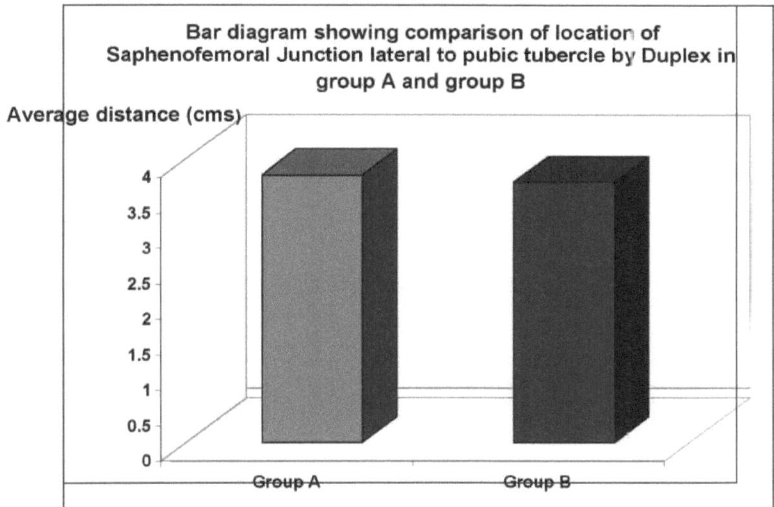

Figura: 16

No nosso estudo, a localização da junção safenofemoral (JSF) na imagem duplex foi, em média, de 2,24 +/- 0,55 cm inferior e 3,77 +/- 0,61 cm lateral ao tubérculo púbico no Grupo A, constituído por doentes com doença varicosa [Tabela 6] [Figura 15,16] Os indivíduos saudáveis do Grupo B apresentaram uma distância de 2,43 +/- 0,44 cm inferior e 3,67 +/- 0,45 cm lateral ao tubérculo púbico [Tabela 6] [Figura 15,16]. A diferença foi insignificante (P > 0,05) em ambos os grupos.

Tabela 7: Comparação da exatidão da localização da junção safenofemoral (SFJ) na imagem duplex a cores e nas medições intra-operatórias em doentes do Grupo "A":

Parâmetro	Duplex (n=50)		Intra-operatório (n=50)		Valor Z	Valor P
	Média (cm)	DP (cm)	Média (cm)	DP (cm)		
Distância inferior do tubérculo púbico à junção safenofemoral	2.24	0.55	2.35	0.42	1.14	>0.05
Distância lateral entre o tubérculo púbico e a junção safenofemoral	3.77	0.61	3.73	0.58	0.34	>0.05

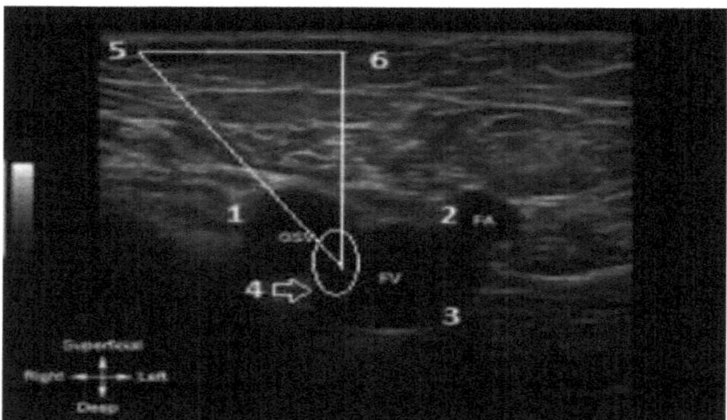

Figura: 17
Do tubérculo púbico à junção safenofemoral - distância lateral e inferior na imagem Duplex
*1: veia safena magna, 2: artéria femoral, 3: veia femoral, 4: centro da
junção safenofemoral , 5: tubérculo púbico (distância lateral: 4,1 cm, distância inferior: 3,2 cm).*

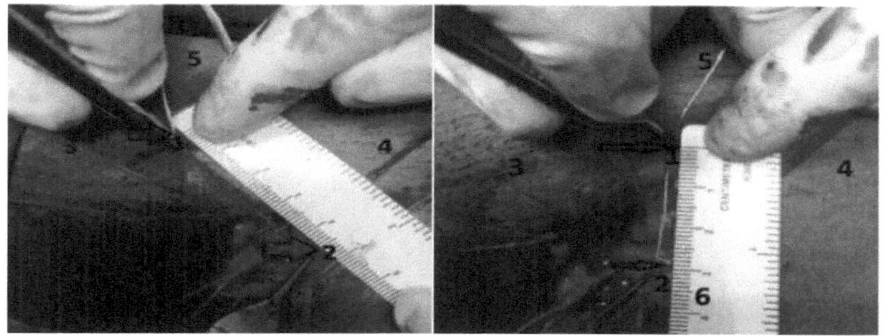

Figura: 18   Figura: 19
**Intra-operatório do tubérculo púbico esquerdo à junção safenofemoral -
distância lateral (Fig. 18) e inferior (Fig. 19).**
*1: Tubérculo púbico, 2: Centro da junção safenofemoral, 3: Lado medial, 4: Lado lateral, 5:
Lado craniano, 6: Lado caudal (distância lateral: 4,5 cm, Distância inferior: 2,9 cm*

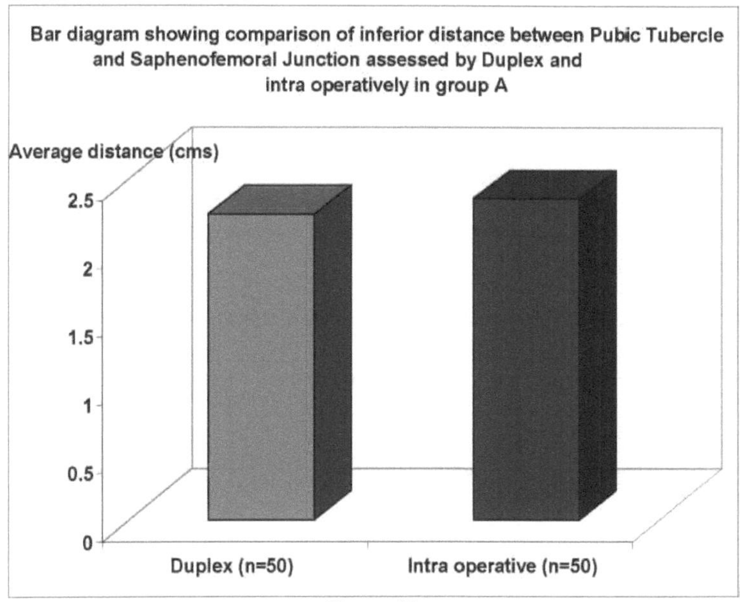

Figura: 20

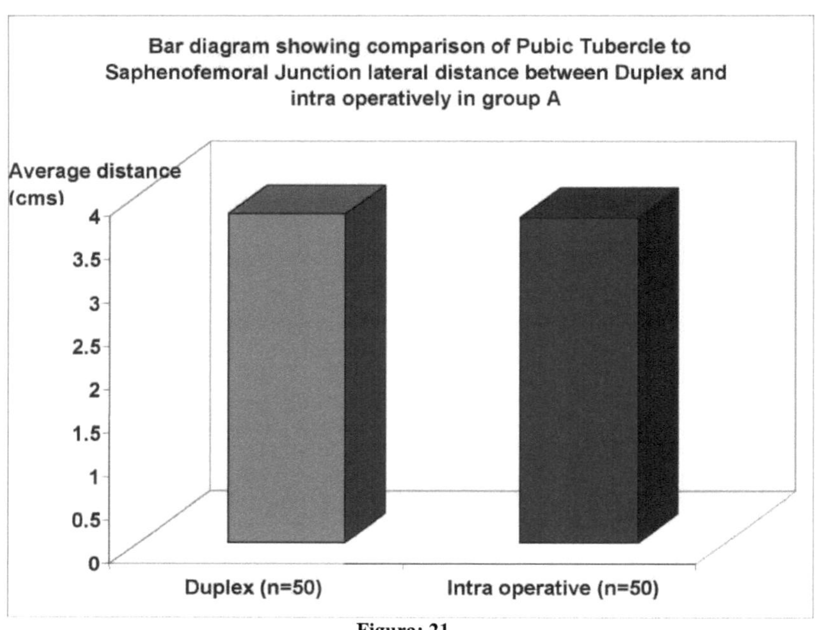

Figura: 21

A localização da junção safenofemoral (JSF) no Grupo A, constituído por doentes com varizes, foi, em média, 2,24 +/- 0,55 cm inferior e 3,77 +/- 0,61 cm lateral ao tubérculo púbico na imagem duplex e 2,35 +/- 0,42 cm inferior e 3,73 +/- 0,58 cm lateral ao tubérculo púbico no intra-operatório. A diferença foi insignificante (P > 0,05) [Tabela 7] [Figura 17-21].

Tabela 8: Número de tributários avaliados intra-operatoriamente em pacientes do grupo "A":

Nº de afluentes	Número de casos	Percentagem
2	1	2
3	21	42
4	17	34
5	10	20
6	1	2
Total	50	100

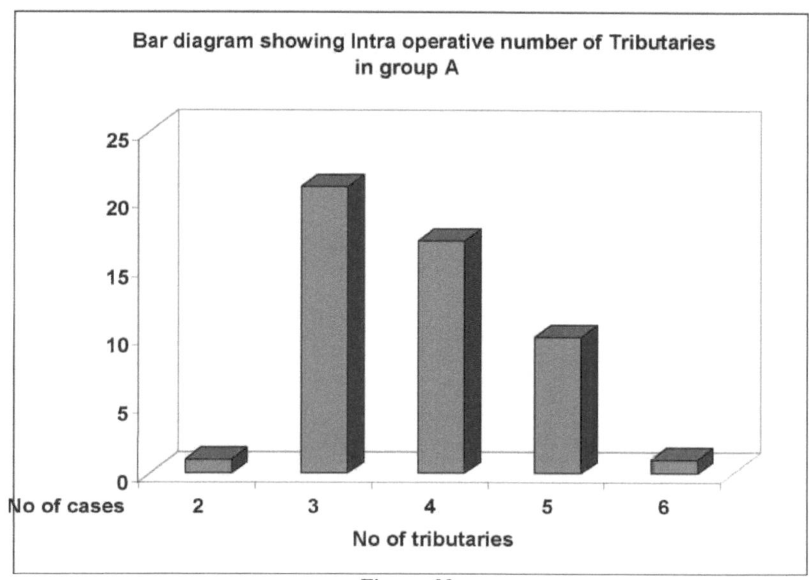

Figura: 22

O número de afluentes variou de dois a seis nos primeiros cinco centímetros de Tabela 8] [Figura 20-29] O número médio de tributários foi de 3,78 com um desvio padrão de 0,99. Houve um mínimo de duas tributárias em um paciente e um máximo de seis tributárias em um paciente [Tabela 7] [Figura 22,23,24,30].

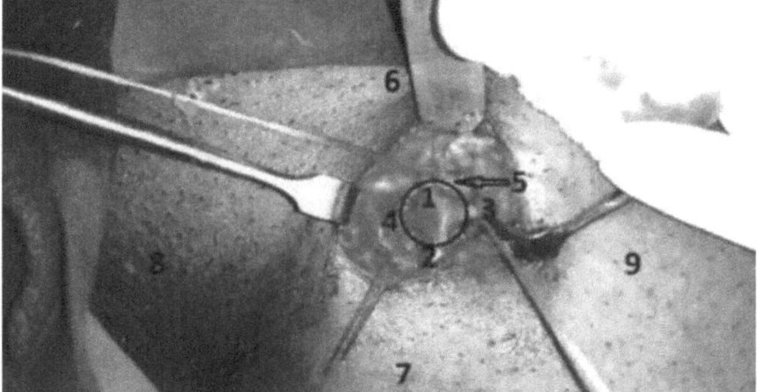

Figura: 23

Junção safenofemoral esquerda com as suas duas tributárias.
*1: Veia femoral, 2: Veia safena magna, 3: Veia ilíaca circunflexa superficial, 4:
Veia epigástrica inferior superficial , 5: Junção safenofemoral, 6: Lado cranial, 7: Lado caudal, 8:
Lado medial , 9: Lado lateral.*

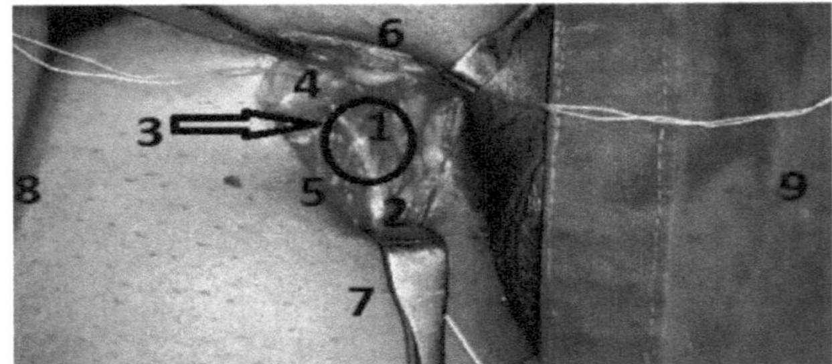

Figura: 24
Junção safenofemoral direita com os seus dois afluentes.
1: Veia femoral, 2: Veia safena magna dilatada, 3: Junção safenofemoral, 4:
Veia ilíaca superficial circunflexa, 5: Veia anterolateral da coxa, 6: Lado craniano, 7: Lado caudal, 8:
Lado lateral, 9: Lado medial.

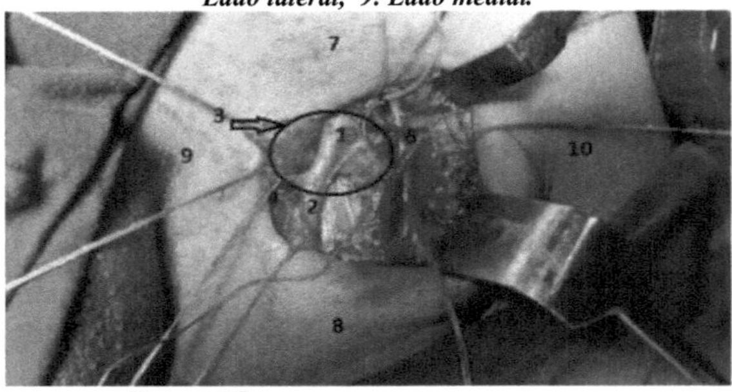

Figura: 25
Junção safenofemoral esquerda com as suas três tributárias.
1: Veia femoral, 2: Veia safena magna (calibre estreito), 3: Junção safenofemoral, 4:
Veia epigástrica inferior superficial, 5: Veia ilíaca circunflexa superficial, 6:
Veia anterolateral da coxa , 7: Lado craniano, 8: Lado caudal, 9: Lado medial, 10: Lado lateral.

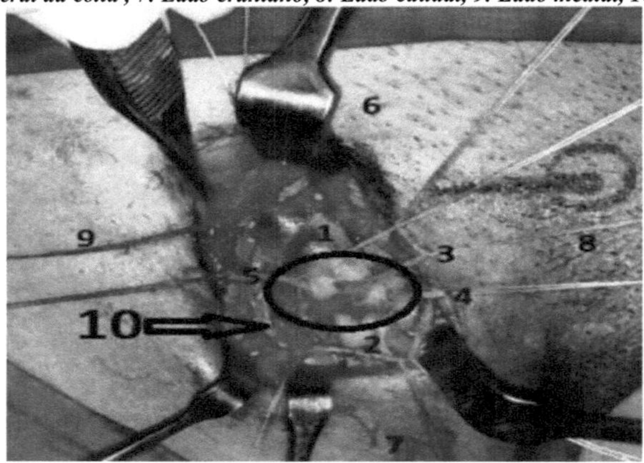

Figura: 26
Junção safenofemoral direita com os seus três afluentes.
1: Veia femoral, 2: Veia safena magna, 3: Veia epigástrica inferior superficial, 4: Veia pudenda
externa superficial, 5: Veia ilíaca circunflexa superficial 6: Lado cranial, 7: Lado caudal, 8: Lado
medial, 9: Lado medial, 10: Junção safenofemoral.

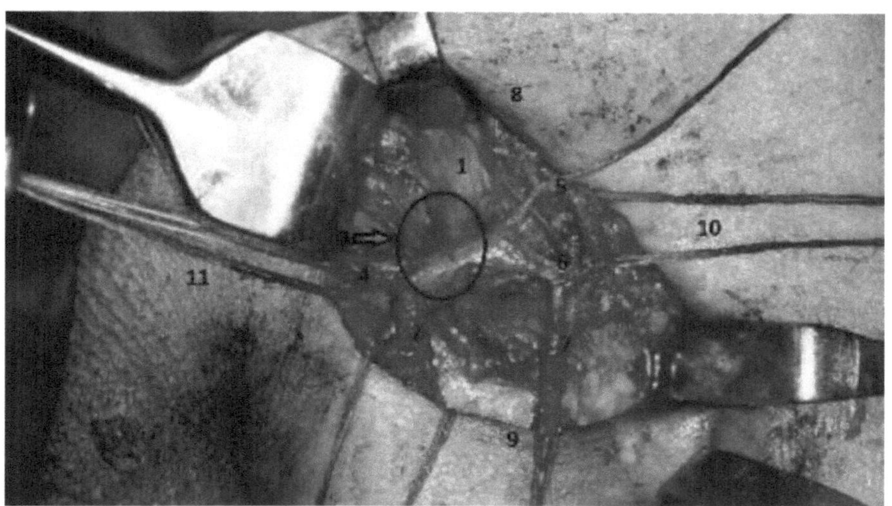

Figura: 27
Junção safenofemoral esquerda com as suas quatro tributárias.
1: veia femoral, 2: veia safena magna (calibre estreito), 3: junção safenofemoral, 4: veia epigástrica inferior superficial, 5: veia ilíaca circunflexa superficial, 6: veia anterolateral da coxa , 7: tributária sem nome, 8: lado craniano, 9: lado caudal, 10: lado lateral, 11: lado medial.

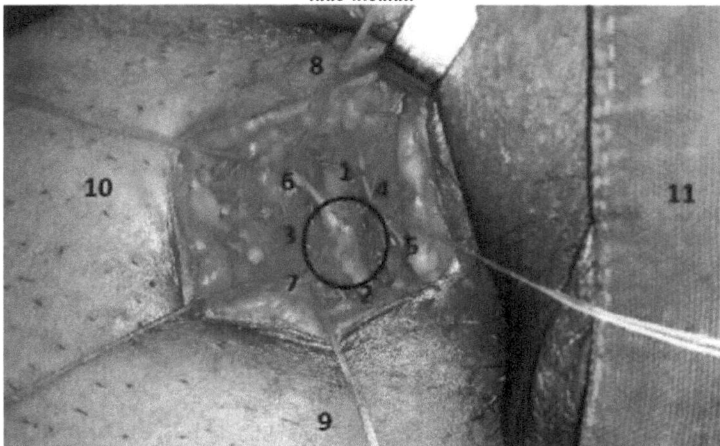

Figura: 28

Junção safenofemoral direita com os seus quatro afluentes.
1: Veia femoral, 2: Veia safena magna, 3: Junção safenofemoral, 4: Veia epigástrica inferior superficial, 5: Veia pudenda externa superficial, 6: Veia ilíaca circunflexa superficial 7: Veia anterolateral da coxa, 8: Lado craniano, 9: Lado caudal, 10: Lado lateral, 11: Lado medial.

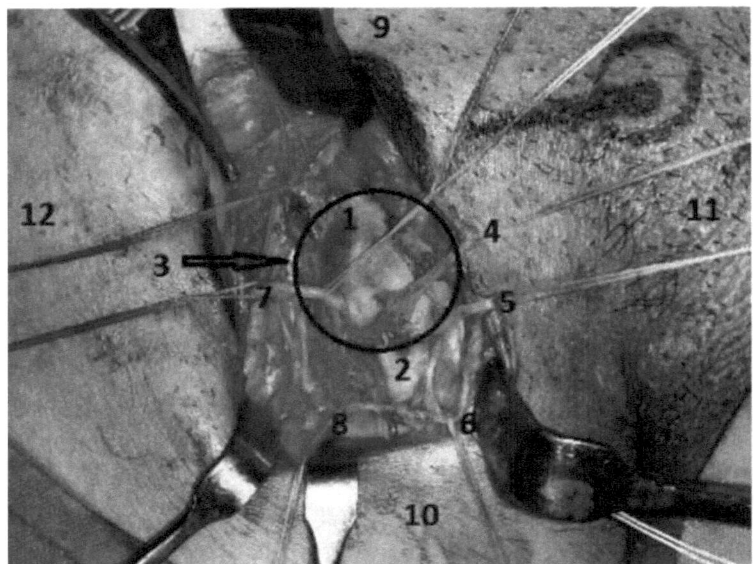

Figura: 29

Junção safenofemoral direita com os seus cinco afluentes.
1: Veia femoral, 2: Veia safena magna, 3: Junção safenofemoral, 4: Veia epigástrica inferior superficial , 5: Veia pudendal externa superficial, 6: Veia posteromedial da coxa,
7: Veia Ilíaca Circunflexa Superficial, 8: Veia Anterolateral da Coxa, 9: Lado craniano, 10: Lado caudal, 11: Lado medial, 12: Lado lateral.

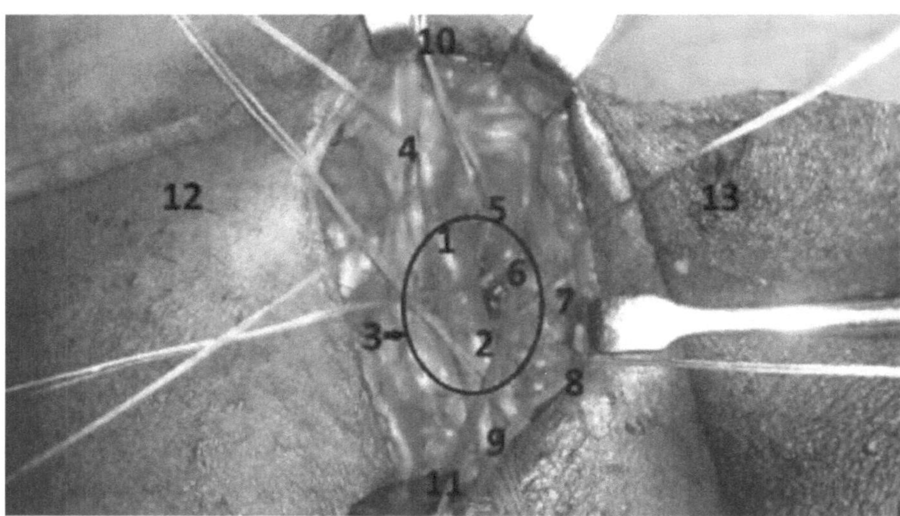

Figura: 30

Junção safenofemoral direita com os seus seis afluentes.

1: Veia femoral, 2: Veia safena magna, 3: Junção safenofemoral, 4: Veia ilíaca superficial circunflexa , 5: Veia epigástrica inferior superficial, 6: Veia pudenda externa superficial, 7: Afluente sem nome, 8: Veia posteromedial da coxa, 9: Veia anterolateral da coxa, 10: Lado craniano, 11: Lado caudal, 12: Lado lateral, 13: Lado medial.

Tabela 9: Distribuição das tributárias encontradas no intra-operatório em pacientes do grupo "A":

Nome dos afluentes	Número de casos	Percentagem (n=50)
Veia Ilíaca Circunflexa Superficial	46	92
Veia epigástrica inferior superficial	49	98
Veia Pudenda Externa Superficial	43	86
Veia safena acessória anterior	3	6
Veia safena acessória posterior	1	2
Veia circunflexa anterior da coxa	18	36
Veia Circunflexa Posterior da Coxa	15	30
Sem nome	12	24

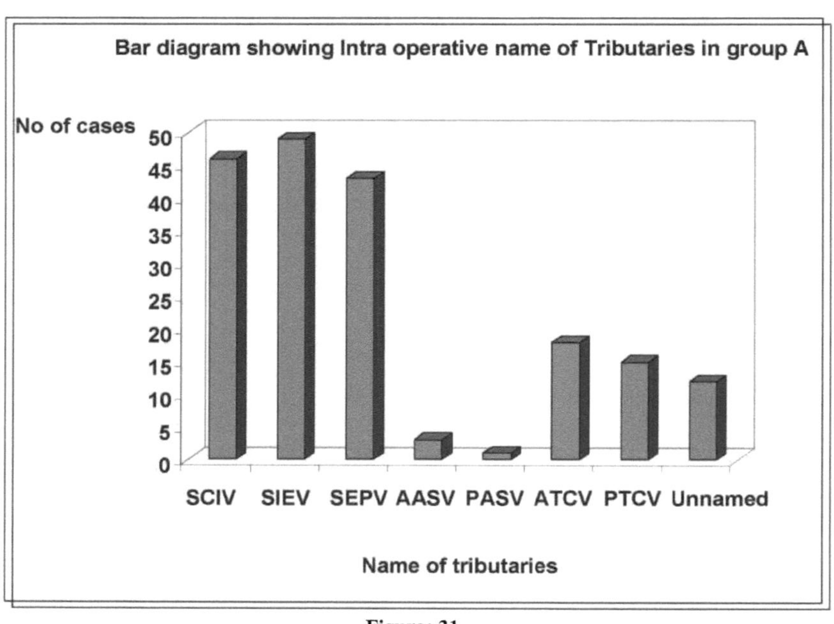

Figura: 31

SCIV: veia ilíaca circunflexa superficial, SIEV: veia epigástrica inferior superficial, SEPV: veia pudendal externa superficial, AASV: veia safena acessória anterior, PASV: veia safena acessória posterior , ATCV: veia circunflexa ântero-lateral da coxa, PTCV: veia circunflexa póstero-lateral da coxa.

O ramo mais frequente e consistente no nosso estudo foi a veia epigástrica inferior superficial, observada em 98% dos doentes, seguida da veia ilíaca circunflexa superficial, observada em 92% dos doentes e da veia pudenda externa superficial em 86%. O ramo menos frequente foi a veia safena acessória posterior, registada em apenas 1 caso. [Tabela 9][Figura 31]

Tabela 10: Relação da Artéria Pudendal Externa Superficial (SEPA) com a SFJ encontrada intra-operatoriamente em pacientes do grupo 'A':

SEPA	Número de casos	Percentagem
Anterior à SFJ	20	40
Posteriormente ao SFJ	28	56
Não visualizado	2	4

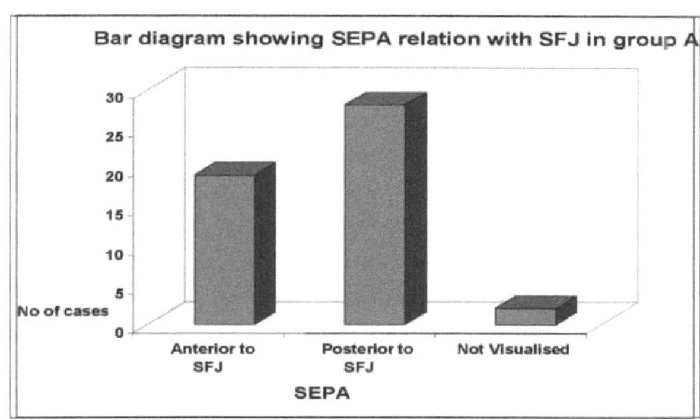

Figura: 32

No nosso estudo, também procurámos diligentemente a artéria pudenda externa superficial (SEPA) durante toda a exploração cirúrgica e a sua relação com a SFJ foi registada. Verificámos que a SEPA não foi visualizada em 2 doentes. A SEPA atravessava anteriormente a junção safenofemoral em 40% e era vista posteriormente em 56% dos doentes [Tabela 10] [Figura 32].

Duplex e intra-operatório no grupo "A":

Tabela 11: Comparação da variação da veia safena magna (VSM) entre

Parâmetro	Duplex (n=50)	Intra-operatório (n=50)	Valor Z	Valor P
Variação do GSV	7	4	0.96	>0.05

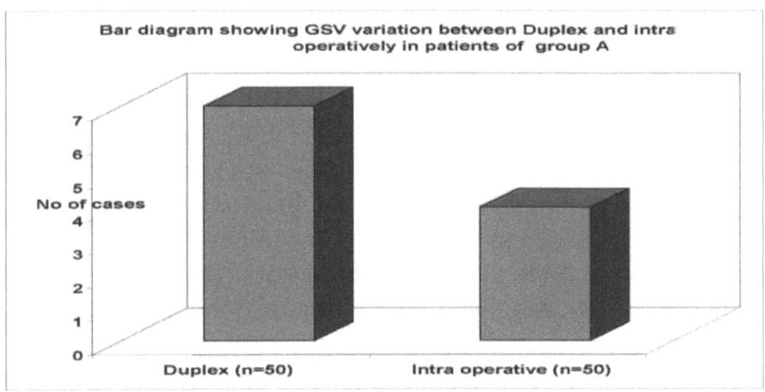

Figura: 33

A variação da veia safena magna (VSG), que incluía VSG bífida (2), VSG de calibre estreito (2) ou VSG dilatada (3), foi encontrada em 7 (14%) pacientes no pré-operatório por ultrassom duplex. No intra-operatório, o mesmo foi encontrado em 4 (8%) pacientes, dos quais 2 tinham VSM bífida e 1 tinha VSM estreita e dilatada. Não se registou um valor de P significativo.

Capítulo 5
DISCUSSÃO

É obrigatório ter um bom conhecimento da anatomia normal e das suas anomalias quando se efectua uma cirurgia em qualquer local. A recorrência de varizes após a cirurgia é um problema comum que tem diferentes causas, como a avaliação inadequada da presença de trombose venosa profunda, a variação anatómica na junção safenofemoral (SFJ) e a neovascularização pós-operatória. A cirurgia incompetente devido à marcação incorrecta da incisão, que pode estar afastada da prega inguinal, levando à ligadura incompleta de todos os ramos do sistema superficial, é uma das causas evitáveis mais importantes de varizes recorrentes[50].
O conhecimento exato da anatomia na SFJ é importante para planear a incisão, uma vez que a ligadura de todos os tributários pode evitar a recorrência após a cirurgia.
A etiologia exacta das veias varicosas ainda não é clara, mas nos últimos anos tem-se compreendido melhor a sua patogénese. Os factores de risco mais importantes para as varizes incluem o sexo feminino, idade avançada, história familiar positiva, obesidade, elevado número de gravidezes, história anterior de varizes (VV) ou trombose venosa profunda (TVP) e profissões que impliquem estar de pé durante muito tempo[7].
De acordo com o nosso estudo, o fator de risco mais comum para as veias varicosas foi o consumo de tabaco, observado em 46%. Outros factores de risco associados foram a permanência prolongada em pé, o tabagismo, mais de duas gravidezes e história familiar de varizes ou TVP, que foram 44%, 26%, 26% e 22%, respetivamente.
No nosso estudo, os antecedentes de VV ou TVP e os antecedentes de cirurgia para VV não tiveram um impacto significativo no desenvolvimento da doença, tendo sido observados apenas em 12% e 8%, respetivamente. No seu estudo, Winterborn et al verificaram que os antecedentes de TVP e a cirurgia incompleta anterior para varizes eram factores importantes para a recorrência[51].
A idade média dos doentes, de acordo com Hemmati et al., foi de 45,03 anos (intervalo 17-81 anos) no seu estudo de 228 doentes[36]. Os nossos resultados foram semelhantes e a idade média no nosso estudo foi de 44 anos (intervalo 18-70). No nosso estudo, 66% dos doentes tinham menos de 50 anos de idade e 34% tinham mais de 50 anos de idade, com um rácio de mulheres e homens de 1: 2,57.
O índice de massa corporal (IMC) dos doentes do nosso grupo de estudo mostrou que 40% dos doentes tinham um IMC superior a 25 kg/m2, enquanto 60% tinham um IMC normal que variava entre 18,5 e 24,99 kg/m2, sendo a média de 24,62 kg/m2. Por outro lado, os indivíduos saudáveis tinham um IMC médio de 24,76 kg/m2. Este facto indica que não existe uma relação específica do IMC com a prevalência da doença.
Entre as variações do sistema venoso dos membros inferiores, a variação na junção safenofemoral (JSF) é a mais importante relacionada com as recorrências de varizes. No entanto, segundo Nabatoff et al, a incidência de variação da JFS é de apenas 0,02% e menos comum que a variação da junção safeno-poplítea[34].
Um estudo efectuado por Mirjalili S et.al afirmou que o centro da SFJ era 2,4 +/- 0,6

cm lateral (intervalo 1,0 - 4,5 cm) e 1,0 +/- 0,9 cm inferior (intervalo 2,5- 4,0 cm) ao tubérculo púbico nos seus 100 pacientes[52].55 cm inferior e 3,77 +/- 0,61 cm lateral ao tubérculo púbico nas imagens duplex efectuadas no pré-operatório e, no intra-operatório, verificou-se que estava 2,35 +/- 0,42 cm inferior e 3,73 +/- 0,58 cm lateral ao tubérculo púbico, respetivamente.

A determinação da SFJ através de imagens Duplex e a sua localização real aquando da exploração não revelaram diferenças significativas. No entanto, a marcação pré-operatória da SFJ por estudo Duplex ajudará no planeamento preciso da incisão.

No nosso estudo, o número de tributárias nos primeiros cinco centímetros a partir da JSF foi entre dois e seis. De acordo com o estudo de Donnelly *et al.* o número de tributários variou de um a dez [35], enquanto outro estudo realizado por Vaz C et al. em 189 pacientes, variou de um a sete [53].Por conseguinte, deve ser feito um esforço concentrado para localizar com precisão todos os tributários, de modo a não perder nenhum que possa causar recorrência.

O número mais frequente de tributários foi três (42%) no nosso estudo. Pourhassan et al. obtiveram resultados semelhantes de três tributários (57,4%) no seu estudo[37]. Outro estudo de 228 doentes citou o número de quatro (71,20%) como a frequência mais comum de tributários[36].

Encontrámos a veia epigástrica inferior superficial como a tributária mais comum e consistente da SFJ, que foi observada em 98%, seguida da veia ilíaca circunflexa superficial (92%).

No estudo de Hemmati et al., a tributária mais comum foi a veia Pudenda Externa Superficial[36], enquanto Pichot et al. registaram a veia Epigástrica Superficial e a veia Ilíaca Circunflexa Superficial como as tributárias mais comuns[54].

Isto mostra que existe uma variação significativa no número de diferentes afluentes num indivíduo, que pode variar entre um mínimo de dois e um máximo de dez, de acordo com a literatura disponível. O afluente mais comum em diferentes estudos também apresenta variações[36,54].

A identificação da Artéria Pudendal Externa Superficial (SEPA) e da sua divisão na exploração da SFJ é muito importante, uma vez que a sua danificação pode levar a hemorragias significativas, bem como a complicações raras como a impotência. A SEPA desempenha um papel hemodinâmico significativo na vascularização dos órgãos erécteis, pelo que o conhecimento da sua localização e variação será útil[41]. De acordo com um estudo, a Artéria Pudendal Externa Superficial estava presente em todos os seus doentes e atravessava a SFJ anteriormente em 39,5% e posteriormente em 60,5%[36]. Encontrámos a presença da SEPA em 96% dos nossos doentes e, entre eles, passava anteriormente à SFJ em 40% e posteriormente em 56%. Verificámos que o SEPA não era identificável em 2 doentes. Um achado semelhante foi observado num estudo em que o SEPA não era identificável em todos os doentes[40,41].

De acordo com uma publicação de Bridget Egan et al , a análise per-operatória da anatomia da SFJ e do seu estudo prévio associado por ultrassonografia duplex em pacientes com varizes recorrentes mostrou principalmente que a razão para a recorrência foi a identificação de um coto de veia safena magna (GSV) com tributárias não ligadas em 37,6% dos casos, uma SFJ intacta completa em 17,4%, a não identificação de um sistema bífido em 18,1% e a presença de tributárias juncionais não ligadas em 16,8%.

A incidência de VSM bífida é tão elevada como 24%, de acordo com Mansberger et al.[44] Outros estudos mostram uma incidência de 18,1% [35] e 5,7% [38], respetivamente. No nosso estudo, a incidência de VSM bífida foi de 4%. A sua não identificação pode levar à incapacidade de remover a VSM da coxa, causando a recorrência de varizes.

CONCLUSÃO

- O nosso estudo não mostrou qualquer diferença na localização da junção safenofemoral (SFJ), tal como avaliada por estudos duplex pré-operatórios e a sua subsequente confirmação como achado intra-operatório no Grupo "A".
- Não houve diferença significativa na localização da junção safenofemoral nos doentes com varizes do grupo "A" e nos indivíduos saudáveis do grupo "B", conforme avaliado pelo estudo Duplex.
- Foi uma média de 2,24 cm inferior e uma média de 3,77 cm lateral no grupo "A", enquanto foi uma média de 2,43 cm e 3,67 cm, respetivamente, no grupo "B".
- A localização da SFJ, com uma média de 2,24 cm inferior e 3,77 cm lateral ao tubérculo púbico na imagem duplex pré-operatória, pode ser considerada como o centro da incisão planeada.
- O estudo duplex é uma ferramenta fiável para marcar a SFJ e planear a incisão.

- Encontrámos um número total de três tributárias na JSF como o padrão mais comum, que consistia na veia epigástrica inferior superficial, na veia ilíaca circunflexa superficial e na veia pudendal externa superficial.
- É necessário procurar todos os tributários para a ligadura, o que evitará a recorrência de varizes, uma vez que a variação no número e na localização dos tributários é considerável, de acordo com o nosso estudo.
- Entre os factores de risco modificáveis, o tabaco e o tabagismo devem ser completamente abandonados, o que pode reduzir as possibilidades de desenvolver varizes e a sua recorrência.
- Seguir regras simples de ergonomia, evitando a permanência prolongada em pé, pode ser o fator mais significativo para diminuir a prevalência desta doença.

REFERÊNCIAS

[1]   Raffetto J, Eberhardt RT. Doenças venosas crónicas: Considerações gerais. Em: Cronenwett JL, Johnston W, editores. Rutherford's Vascular Surgery. 7th ed. Philadelhia, PA: Saunders Elsevier 2010; 831-40.

[2]   Egan B, Donnely M, Bresnihan M et al.Neovascularização: An " Innocent bystander" in recurrent variose veins.J Vasc Surg 2006; 44: 1279-84.

[3]   Jones WHS. Hipócrates com uma tradução inglesa. Londres: William Heinemann 1923; 34: 24-9.

[4]   Lascaratos J, Liapis C, Kouvaraki M. Cirurgia de varizes na época bizantina (324-1453 d.C.). J Vasc Surg 2001;33:197-203.

[5]   Goldman M, Wiess R, Bergan J. Varicose Veins and Telangiectasias: Diagnosis and Treatment. 2ª ed. St. Louis: Quality Medical Publishing 1999; 12-37

[6]   Beebe-Dimmer JL, Pfeifer JR, Engle JS, Schottenfeld D. The epidemiology of chronic venous insufficiency and varicose veins (A epidemiologia da insuficiência venosa crónica e das veias varicosas). Ann Epidemiol 2005; 15: 175-84.

[7]   Henke PK. Venous pathology .In: Cronenwett JL, Johnston W, editores. Rutherford's vascular Surgery . 7th Philadelphia, PA: Saunders Elsevier 2010: 171-2.

[8]   Bergan J.J, Schmid-Schonbein G.W, Smith P.D, Nicolaides A.N, Boisseau M.R e Eklof B. "Chronic venous disease." N Engl J Med 2006; 355: 488-98.

[9]   Komsuoglu B, Goldeli O, Kulan K, Cetinarslan B e Komsuoglu S.S. "Prevalence and risk factors of varicose veins in an elderly population." Gerontology 996; 40(1): 25-31.

[10]   Brand F, Dannenberg A, Abbott R e Kannel W. "The epidemiology of varicose veins: the Framingham Study." Am J Prev Med 1988; 4(2): 96-101.

[11]   Cornu-Thenard A, Boivin P, Baud J M, de Vincenzi I, Carpentier P H. Importância do fator familiar na doença varicosa. J Dermatol Surg Oncol 1994; 20: 318-26.

[12]   Laurikka J, Sisto T, Tarkka M, Auvinen O e Hakama M. "Risk indicators for varicose veins in forty- to sixty-year-olds in the Tampere varicose vein study." World J Surg 2002; 26(6): 648-51.

[13]   Callam M. Epidemiology of varicose veins (Epidemiologia das veias varicosas). Br J Surg 1994; 81:167-73.

[14]   Iannuzzi A, Panico S, Ciardullo AV, et al. Varizes dos membros inferiores e capacitância venosa em mulheres na pós-menopausa: relação com a obesidade. J Vasc Surg2002   ; 36: 965-8.

[15]   Fowkes FGR, Lee AJ, Evans CJ, et al. Factores de risco do estilo de vida para o refluxo venoso dos membros inferiores na população em geral: Edinburgh vein study. Int J Epidemiol 2001; 30: 846-52.

[16]	Franks P, Wright D, Fletcher A, Moffatt A, Stirling J, Bulpitt C e McCollum C. "A questionnaire to assess risk factors, quality of life, and use of health resources in patients with venous disease." Eur J Surg 1992; 158(3): 149-55.

[17]	Stvrtinova V, Kolesar J e Wimmer G. "Prevalência de veias varicosas dos membros inferiores nas mulheres que trabalham numa loja de departamentos. "Int Angiol 1991;10(1): 2-5.

[18]	Burkitt D, Townsend A, Patel A e Skaug K. "Varicose veins in developing countries." Lancet 1976; 2: 202-3.

[19]	Brunicardi FC, Brandt ML, Andersen DK, Billiar T, Dunn D, Hunter J, Matthews J, Pollock R. Venous disorders. Princípios de Cirurgia de Schwartz. 10th ed. Nova Iorque: McGraw-Hill 2012: 802-14.

[20]	Freischlag J, Heller J. Doença venosa. In: Townsend CM Jr, Beauchamp R, Evers B, Mattox K, Editores. Sabiston Textbook of Surgery. 19th ed.Philadelphia, PA: Saunders Elsevier 2012; 65(2) :1801-17.

[21]	Beebe H , Bergan J, Bergqvis J, Eklof B et al. "Classification and grading of chronic venous disease in the lower limbs. Uma declaração de consenso". Revista Europeia de Cirurgia Vascular e Endovascular 1996; 12(4): 487- 91.

[22]	Eklof B, Rutherford RB, Bergan JJ, Carpentier PH, Gloviczki P, Kistner RL, et al. Revisão da classificação CEAP para doenças venosas crónicas: declaração de consenso. J Vasc Sur 2004;40:1248-5.

[23]	Chen SS, Prasad SK. A veia safena longa e as suas variações anatómicas. AJUM 2009 ; 12 : 28- 31.

[24]	Comité Internacional Federativo da Terminologia Anatómica Terminologia Anatomica. Stuttgart. Thieme. 1998.

[25]	Caggiati A, Bergan J, Gloviczki PEt Al. Nomenclatura das veias dos membros inferiores: Uma declaração de consenso interdisciplinar internacional. J Vascular Surger 2002; 36: 416-22.

[26]	Bundens W, Bergan J, Halasz N, Murray J, Drehobl M. The superficial femoral vein: a potentially lethal misnomer. JAMA 1995; 274:1296-8.

[27]	Staubesand J. Observações em resumo. In: May R, Partsch H, Staubesand J, editores. Veias perfurantes. Munchen: Urban e Schwarzemberg; 1980.

[28]	May R, Partsch H, Staubesand J. Veias perfurantes. Munchen: Urban e Schwarzenberg; 1980.

[29]	Dodd H, Cockett FB. The pathology and surgery of the veins of the lower limb (Patologia e cirurgia das veias do membro inferior). Segunda edição. Edinburgh: Churchill Livingstone; 1976.

[30]	Caggiati A. Relação fascial da veia safena curta. J Vasc Surg 2001;	34: 241-6.

[31]	Oguzkurt L. Anatomia ultra-sonográfica das veias superficiais dos membros inferiores. Diagn Interv Radiol 201 ; 18: 423-30.

[32]	Tuncer I, Buyukmumcu M, Cicekcibasi AE, Salbacak A. Vena

saphena magna dublikasyonu. Genel Tip Derg 2002; 12 :105-7.

[33]   Cavezzi et al. Investigação das veias por ultra-sons duplex: parte II.
VASA 2006; 35:62-71.

[34]   Nabatoff RA. Anomalias encontradas durante a cirurgia de varizes. Arch Surg 1978 ; 113 : 586-8.

[35]   Donnelly M, Tierney S, Feeley TM. Variação anatómica na junção safenofemoral. Br J Surg 2005; 92: 322-5

[36]   Hemmati H, Baghi I, Talaei Zadeh, Okhovatpoor N, Kazem Nejad. Variações anatómicas da junção safenofemoral em doentes com veias varicosas. Ata Med Iran 2012; 50: 552-5.

[37]   Pourhassan S, Zarras K, Mackrodt HG, Stock W. Veias varicosas recorrentes. Procedimento cirúrgico: resultados. Zentralbl Chir 2001; 126: 522-5.

[38]   Tavlasoglu M, Guler A, Gurbuz H, Tanriseven M et al. Variações anatómicas da junção safenofemoral encontradas durante a cirurgia de vanous. Journal- Cardiovascular Surgery 2013 ; 1: 5-7.

[39]   Patil U, Dias A, Thatte R. A base anatómica do retalho SEPA. Br J Plastic Surg, 1987; 40 : 342-7.

[40]   ] La Falce OL, Ambrosio JD, Souza RR. A anatomia da artéria pudenda externa superficial: um estudo quantitativo. Clínicas (São Paulo) 2006; 61(5): 441-4.

[41]   Henriet JP. A confluência venosa safeno-femoral e a rede pudenda externa: dados anatómicos e novas estatísticas. Phlebologie 1987; 40(3): 711-35.

[42]   Caggiati A, Ricci S. O compartimento da veia safena longa. Phlebology 1997; 12: 107-11.

[43]   Labropoulos N, Giannoukas AD, Delis K, Kang SS, Mansour MA et all. The impact of isolated lesser saphenous vein system incompetence on clinical signs and symptoms of chronic venous diseases. J Vasc Surg 2000 ; 53 : 295325.

[44]   Mansberger AR, Yeagher GH, Smelser FM. Anomalias da junção safenofemoral. Surg Gynecol Obstet 1950 ; 91 : 533-6.

[45]   Rasmussen L, Lawaetz M, Bjoern L, Vennits B, Blemings A e Eklof B. "Ensaio clínico aleatório que compara a ablação por laser endovenoso, a ablação por radiofrequência, a escleroterapia com espuma e a remoção cirúrgica de varizes da safena magna." Br J Surg 2011; 98(8): 1079-87.

[46]   Beale R. e Gough M. "Revisão das opções de tratamento para varizes primárias". Revista Europeia de Cirurgia Vascular e Endovascular 2005; 30(1): 83-95.

[47]   Farquharson M, Brendan M. In: Joanna Koster, Sarah Burrows, Editores. Farquharson's textbook of Operative General Surgery. 10th ed. Londres, PA: Edward Arnold 2014; 5: 106.

[48]   Zollinger R.Jr, Ellison E. In: Marita Bitans, Jennifer Smith,

Editores. Zollinger's Atlas of Surgical Operations (Atlas de Operações Cirúrgicas de Zollinger). 9th ed. China, PA: McGraw - Hill 2011; 169: 360.
[49]   Russell R, Williams N, Bulstrode C.In: Georgina Bentliff, Heather Smith, Editores. Bailey and Love's Short Practice of Surgery. 26th ed.London, PA: Arnold 2013; 59: 984.
[50]   Gad M, Saber A, Hokkam E. Assessment of Causes and Patterns of Recurrent Varicose Veins After Surgery.N Am J Med Sci. 2012 Jan; 4: 45-8.
[51]   Winterborn R, Foy C, Earnshaw J. Causas de recorrência de varizes: Resultados tardios de um ensaio aleatório controlado de remoção da veia safena longa. J Vasc Surg. 2004; 40:634-9.
[52]   Mirjalili S, Muirhead JC ,Stringer MD. Redefinindo a anatomia de superfície da junção safenofemoral in vivo. Clin Anat 2014; 27: 915-9.
[53]   Vaz C, Machado R, Rodrigues G et al. Variação anatómica da junção safenofemoral - Estudo prospetivo numa população com insuficiência venosa superficial primária. Angiol Cir Vasc 2013; 9: 6-10.
[54]   Pichot O, Sessa C, Chandler JG, Nuta M, Perrin M. Role of duplex imaging in endovenous obliteration for primary venous insufficiency. J Endovasc Ther 2000;7:451-9.

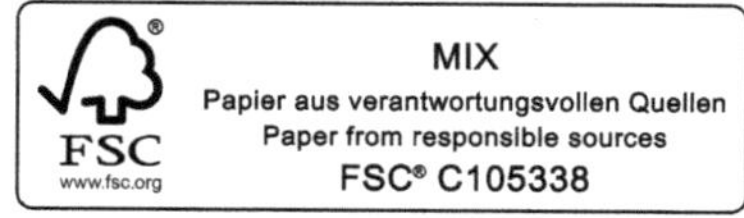

MIX
Papier aus verantwortungsvollen Quellen
Paper from responsible sources
FSC
www.fsc.org
FSC® C105338